A paixão pela mentira

Paulo Schiller

A paixão pela mentira

A família e as tiranias

todavia

Words, words, give me words.

Diante do meu silêncio, sem saber
o que eu poderia desejar,
fala de um garoto numa viela escura
de um bazar oriental

A paixão pela mentira 9

Encerramento I 16

Parte I: A clínica

Todos sabem I 21
Todos sabem II 22
Todos sabem III 24
Os pais 30
Amor não incondicional, projetos, dívidas, diferenças 42
Gaslighting 49
O outro: Uma introdução 52
A celebrada intuição feminina: Uma breve introdução 63
Duas historietas sobre a capacidade de percepção e
a atitude de desconfiança de um e de outro 66
Diferenças entre os sexos 68
O incesto 76
As tragédias I 86
As tragédias II 92
Histórias familiares 98
De volta à Grécia — com Freud na Acrópole 109

A missão 111
Líderes, espaço público 117

Parte II: Autoritarismo e violência: Adorno e Shakespeare

A personalidade autoritária 123
A tragédia do homem moderno: Shakespeare 135

Parte III: Alguns outros que faltaram

O grupo e o líder 145
O psicanalista ideal: Um outro
desentendido e desinteressado 151
O outro que pensa que sabe 155

Parte IV: A paixão pela mentira

Uma campanha eleitoral em Londres 179
A mentira na política: Um recorte histórico 180
Fascistas em análise? 182

Encerramento II 191
Apêndice: Psicose, perversão, neurose,
histeria e obsessão 193
Agradecimentos 203
Notas 205
Referências bibliográficas 217

A paixão pela mentira

*A verdade não tem aceitação e os
homens tampouco a merecem.*[1]

Sigmund Freud

*Esse é exatamente o texto de
nossa experiência cotidiana.*

Jacques Lacan

A paixão dos fascistas pela mentira se origina de suas vivências mais precoces. As histórias familiares dos líderes autoritários e seus seguidores abrigam as inverdades e a violência de que eles se enamoram e que protegem. A partir do encontro entre duas linhagens em que a transgressão é a norma, os filhos se apropriam, numa incoerência aparente, de um discurso maniqueísta que exalta a família imaculada, incentiva a pregação religiosa e propõe a fé numa intolerância que pretende suprimir diferenças e transformar dissidentes em inimigos.

O texto habitual dos fascismos evoca, nostalgicamente, um passado mítico glorioso, falso, em que teria havido prosperidade e justiça, e não existia corrupção. Éramos inocentes e, num dado momento, vieram "eles" e mancharam nossa pureza étnica ou de caráter. Como a proposta política invoca o retorno e a perpetuação do que teria existido um dia, não há projeto para o futuro. Os fascismos representam a assim chamada "política da eternidade":[2] reside nisso sua aversão ao progresso científico, ao avanço nos costumes e à inovação, bem como, por exemplo, a negação da crise climática. O descaso com o futuro espelha o que o psicanalista testemunha com assustadora frequência na clínica diária: o descompromisso, o descuido, a negligência de muitos pais para com os filhos. Por vezes, à omissão e à displicência se acrescentam o abandono, a violência e os abusos de toda natureza.

Segundo Hannah Arendt, o ideal dos regimes totalitários não é ter adeptos fanatizados, mas dispor de cidadãos que não saibam distinguir entre ficção e fato e entre verdade e mentira. De acordo com Timothy Snyder, hoje em dia importa saber quem mente menos e não se um regime é de direita ou de esquerda.[3]

Os governos fascistas se ordenam em torno da relativização — ou da destruição — da verdade. Alimentam-se de uma realidade fictícia baseada em invenções e se vangloriam da honestidade que exibem ao reconhecer que, como todos os demais, eles também mentem e, portanto, a verdade não existe — sobre qualquer assunto, todos podem ter suas opiniões. Esses governos desacreditam e atacam, sistematicamente, sempre, as eleições, o jornalismo e o Judiciário. Cria-se uma incerteza deliberada em que a única segurança resulta de uma ideia exaltada de nação e da união em torno do líder, que tem uma conexão especial com o povo, sabe o que ele deseja e está sempre certo. Os dirigentes difundem a fábula do bom oligarca, do magnata honesto, do simplório sincero ou do pai e marido virtuoso, ao passo que todos são, na vida privada e pública, contradições escandalosas dos princípios religiosos ou morais defendidos por eles e pela maioria de seus seguidores.

Uma certa masculinidade anacrônica, ainda hoje bastante vigente entre seus partidários, preserva de críticas alguns comportamentos histriônicos do líder, como o seu entusiasmo por demonstrações de força ou pela exibição de seus dotes atléticos. Esse machismo truculento é a roupagem sexualizada da paixão pela violência, traço central de todos os fascismos. Como diz

Umberto Eco, para eles a vida é luta ou guerra armada permanente contra os inimigos eleitos para serem odiados.[4]

A masculinidade anacrônica e o machismo truculento se manifestam, de hábito, por meio do desejo de controlar o corpo e o comportamento das mulheres. Nesse aspecto, as autocracias de direita e as teocracias fundamentalistas se encontram.

Nos tempos atuais, os fascismos não têm nenhuma proposta política ou econômica densa e consistente (ao contrário do nazismo e do fascismo italiano dos anos 1930, que tinham programas de governo mais bem definidos). Ao adotar discursos populistas, os fascismos do século XXI prometem falsidades infladas, como a deposição de elites e o fim da corrupção que assola os parlamentos e os tribunais. Definem-se como paladinos da honestidade. Na economia, a marca central do populismo na prática é a preservação da desigualdade social e, portanto, a maioria das medidas implementadas pelos dirigentes será contrária aos interesses de seus adeptos crédulos mais pobres.

Com a disseminação das redes sociais, numa estratégia sistemática as lideranças produzem, no cotidiano, pequenos fatos e intrigas que todos seguem atentamente: "o que ele disse hoje?", "o que ele fez?". Alimenta-se uma instabilidade permanente que leva, pela confusão que se cria, a uma desmobilização apática cujo efeito principal, como diz Snyder,[5] será algo análogo ao consumo compulsivo e alienante de séries no sofá — ou de vídeos editados narcotizantes, hipnóticos, no celular. Com isso, andamos em círculos e perdemos de vista os temas que de fato importam. Entrevistados após a guerra, carrascos nazistas reconheciam erros em pequenos detalhes que não chegavam a prejudicar a precisão e a eficácia das tarefas maiores. Era como se eles apenas se interessassem em reexaminar trivialidades ordinárias. Obras atuais que se debruçam sobre diários de pessoas comuns mostram que a filiação ao Partido Nazista não se dava, em muitos casos, por uma identificação ideológica, mas pelos benefícios miúdos brindados pelo regime, como um emprego público, o acesso à sede de uma agremiação esportiva ou melhores oportunidades, por vezes criminosas, para montar um negócio ou comprar um imóvel.

A publicação recente de inúmeros livros e matérias sobre as causas do ressurgimento de governos de inspiração autoritária evidencia o desejo de elucidar as razões para o apego de um grande contingente de eleitores a regimes autocráticos, a disposição que tantos têm de sacrificar a liberdade em nome de enredos desatinados, preconceituosos e violentos.[6]

Muitos textos — dos clássicos[7] aos contemporâneos — se dedicam aos períodos históricos em que tiranos chegaram ao poder por meio de um apoio popular expressivo. Os autores estudam as condições políticas, sociais e econômicas em que germina a demanda pelas miragens populistas que se prolongam em tiranias. Entretanto, nos mesmos ambientes, há os que não se deixam arrastar pela promessa do renascimento de um passado lendário virtuoso, sempre ilusório, e de um moralismo bolorento. Na maioria das análises falta uma teoria que justifique, no plano individual, a divergência entre os lúcidos que resistem e os crentes que se entregam.

Os estudos de historiadores, sociólogos e cientistas políticos são imprescindíveis para a compreensão da conjuntura maior em que este ou aquele líder chega ao poder, mas habitualmente não se debruçam sobre as origens da ampla aceitação — em todas as camadas sociais — de tais convicções extremadas nas histórias de vida de cada sujeito, pois essa pergunta foge de seus campos específicos de conhecimento. Timothy Snyder diz que, ao serem confrontados com o pensamento mágico de ditadores, e com o passado mítico que justificaria suas ações, historiadores lembram um jogador de xadrez diante de um ilusionista ou um cirurgião chamado para cuidar de bonecos de cera.

A psicanálise pode contribuir, a partir da experiência clínica, para explicar certos paradoxos aparentes, como o voto de mulheres em quem lhes destina o lugar de objetos, de imigrantes em políticos xenófobos, de eleitores negros em supremacistas brancos, de homossexuais em candidatos homofóbicos, de judeus em atores e cúmplices do antissemitismo, ou o apoio de religiosos a líderes perversos.

Em suas manifestações públicas, os próprios psicanalistas se deixam por vezes seduzir pela suposta contribuição que imaginam oferecer às ciências humanas no terreno ideológico, político ou cultural, enquanto se esquecem das narrativas que escutam diariamente em suas clínicas: elas oferecem amplos subsídios para pensarmos no que está por trás da gênese de figuras tirânicas e, sobretudo, de seus admiradores. De pouco valem especulações psicológicas sobre a infância obscura de um Hitler — um exemplo entre tantos — com base em fragmentos biográficos esparsos e pouco confiáveis.[8]

Logo na introdução de *Psicologia das massas e análise do eu*, de 1921, Freud escreve que "o instinto social" que levaria ao comportamento de rebanho e à mente grupal "pode não ser primário e indivisível, e que os primórdios de sua formação podem ser encontrados num círculo mais estreito, *o da família*".[9] Ele diz também, no mesmo texto, que a psicologia individual é, desde o início, psicologia social.

Em *O grupo e o mal* — livro póstumo —, Contardo Calligaris afirma que as reflexões socioeconômicas sobre o surgimento do nazismo, por exemplo, deixam um *resíduo psicológico*. Ele diz ainda que toda interpretação da história produz, incontestavelmente, esse mesmo resíduo.

Cabe ao psicanalista, a partir do texto de sua experiência cotidiana, como diz Lacan, encontrar, no rigoroso limite dado pelas narrativas pessoais e pelas histórias familiares que sustentam a clínica diária, as origens desse resíduo psicológico a que as demais ciências humanas não têm acesso.

Em *A língua exilada*, Imre Kertész, prêmio Nobel de Literatura em 2002, não vê a história dos totalitarismos do século XX como um deslize único, ao contrário de muitos especialistas que procuram encontrar as causas circunstanciais da violência e da destrutividade promovidas, em grande escala, pelos dois regimes — o nacional-socialista e o soviético —, sob cujo poder o autor viveu. Pela letalidade e eficiência atroz com que superaram as diferentes tragédias históricas que os precederam, o nazismo e o stalinismo pareceriam compor uma exceção tal que poderia, inclusive, limitar sua repetição. Kertész, entretanto, diz que a questão deveria ser formulada inversamente, ou seja, *a violência e a destrutividade seriam primárias e, em algum momento, encontrariam suas formas de expressão*.

Podemos presumir que no ambiente público, do debate político, a mitologia de um passado grandioso represente uma ampliação fictícia do que seria uma história familiar sem pecados: a narrativa em que não existe crítica aos pais, e sim uma exaltação estereotipada deles, faz parte dos traços principais do indivíduo que se identifica com os ideais do fascismo. Como veremos adiante, essa conclusão figura no monumental estudo sobre a personalidade autoritária coordenado por Theodor Adorno, publicado em 1950.

A idealização da história familiar duplica a nostalgia pelo retorno a um passado irreal pregado pelos regimes fascistas. Esse encantamento encobre os segredos, as transgressões omitidas e os não ditos decorrentes da hipótese imaginária que os pais têm de que transmitem apenas aquilo que dizem, de que a supressão de fatos constrangedores asseguraria uma nova história, sem as marcas do passado, como se a revelação para os filhos de acontecimentos embaraçosos ou problemáticos pudesse ser traumática.[10]

Em *Instruções para se tornar um fascista*, Michela Murgia compara o fascismo ao herpes, que habita o corpo em silêncio, em estado latente, pronto para ressurgir sempre que o organismo apresente uma queda de imunidade. Se, como diz Kertész, a violência e a destrutividade são primárias, elas representam o resíduo psicológico conceituado por Calligaris, resíduo esse primário e indivisível, cujos primórdios podem ser encontrados na família, como anota Freud. É nesses aspectos que o psicanalista, alicerçado em sua prática, pode oferecer elementos para a compreensão do fascínio que o fascismo exerce sobre tantos.

Encerramento I

A paixão de uma parcela expressiva das pessoas pela mentira, pela vulgaridade, pela violência, tem sua origem num conjunto de situações que determinam a estrutura do psiquismo desde os primeiros instantes de vida.

A paixão pela mentira existe, em graus diversos para cada um, conforme circunstâncias conhecidas de todos porém encobertas por séculos de distorções. Ela depende do fato de que os pais não fazem o melhor pelos filhos, de que o amor deles pelos filhos não é incondicional, de que para cada filho há um projeto distinto, de que o amor dos pais é diferente para com cada filho, de que a valorização dos gêneros no ambiente familiar não é igualitária, de que as perversões existem em todas as linhagens familiares, de que o descumprimento da interdição maior — a do incesto — é bem mais comum do que se pensa. Cada filho, na medida de seu grau de alienação, poderá assumir o compromisso de apagar as manchas familiares por meio de sua paradoxal repetição. A repetição se aplica, principalmente, aos segredos, aos não ditos, aos acontecimentos constrangedores em gerações passadas, quase sempre ligados a transgressões éticas: no caso dos políticos e seus apoiadores que as subscrevem e autorizam, elas transbordam do espaço privado, da família, para o espaço público.

Se a conjuntura histórica não for favorável à emergência de um governo autoritário, os candidatos a tiranos seguirão exercendo seus laços perversos em outros campos: no círculo social, no trabalho e nos vínculos familiares.

Na minha concepção original, os parágrafos acima estariam no final do livro. Decidi antecipá-los inspirado na estrutura das tragédias, em que a plateia geralmente conhece desde o início o destino infeliz, anunciado para o herói da peça, e acompanha, aflita, sua trajetória, passo a passo, na direção do desastre inevitável.

Ao longo dos capítulos que se seguem vou fazer inúmeras referências a Sigmund Freud e a Jacques Lacan. Não pretendo, com isso, afugentar o leitor não especializado. Ao contrário, espero aproximá-los desse leitor. Para tanto, escolhi frases e conceitos em que Freud e Lacan soam claros e descomplicados.

Um dia vi uma entrevista com László Krasznahorkai, romancista húngaro, autor de frases longas, barrocas, sofisticadas, que não facilitam em nada a vida do leitor. O jornalista lhe perguntou por que alguém leria um livro escrito por ele. László respondeu: "Porque o livro fala sobre você".

Arte e literatura, em suas diferentes formas, também devem falar sobre cada um de nós. Além disso, devem nos levar a pensar ou a ver algo de novo na paisagem cotidiana. A psicanálise fala sobre todos e sobre cada um de nós e leva, invariavelmente, à descoberta do que não sabíamos que já sabíamos e à possibilidade de mudar o que nos faz mal e que, portanto, desejamos fazer de outro modo.

Vamos, assim, iniciar nossa caminhada de volta para o final.

Parte I:
A clínica

Todos sabem 1

Na psicanálise nada é verdade,
a não ser os exageros.

Theodor Adorno

Em outubro de 1975, numa conferência proferida em Genebra,[1] Jacques Lacan deixou de lado seu conhecido hermetismo para afirmar de maneira clara que *"sabemos muito bem* na análise a importância que teve para um sujeito, eu quero dizer, aquele que naquele momento ainda não era nada, o modo como foi desejado. Há pessoas que vivem sob o efeito, que durará longo tempo em suas vidas, sob o efeito do fato de que um dos pais — não preciso dizer qual deles — não o desejou".

Esse "sabemos" com que Lacan inicia a frase com tanta naturalidade se refere a seu público de psicanalistas. Lacan presume que eles saibam que, apesar da diversidade de narrativas com que se deparam na clínica, determinadas construções fundamentais se repetem. Além disso, os analistas da audiência contaram um dia as próprias histórias em suas análises pessoais. Ou seja, os que contam suas histórias e os analistas que as escutam sabem de alguma coisa. De certa forma, eles todos sabem.

Todos sabem II

> *Em Freud só se fala disso. Mas de uma forma brutal. Uma espécie de operação de escavadeira, que traz à tona tudo referente ao sujeito que, desde milênios de tradição filosófica, tenta-se, justamente, camuflar.*
>
> Jacques Lacan

Em "Contribuição à história do movimento psicanalítico", de 1914, conta Freud que, numa das elegantes recepções promovidas por Jean-Martin Charcot em sua imponente mansão no Boulevard Saint-Germain — hoje transformada na Maison de l'Amérique Latine —, ouviu o célebre neurologista francês tagarelando animado com o patologista Paul Brouardel sobre um casal vindo do Oriente que ele atendera naquele dia. A mulher estava muito enferma e o marido era impotente. Charcot teria encorajado o marido a insistir nas relações sexuais, pois acabaria tendo sucesso. Ante a expressão de incredulidade de Brouardel, com sua vivacidade habitual Charcot afirmou que *"en cas pareils c'est toujours la chose génitale, toujours... toujours... toujours"*.[1] Freud, que não participava diretamente da conversa, espantado se perguntou: "Se ele sabe, por que nunca o diz em público?".

Certa vez, quando era mais jovem, Freud caminhava pelo centro de Viena com um de seus primeiros mentores, o neurofisiologista Josef Breuer, quando um homem se avizinhou do médico mais velho para lhe falar com um tom de urgência. Freud se afastou deles e, quando o homem foi embora, Breuer, com seu modo professoral, contou que se tratava do marido de uma paciente. Ela fora levada para uma consulta pelo seu comportamento estranho em reuniões sociais. "São sempre segredos da alcova", concluiu Breuer. Quando Freud quis saber o significado daquilo, Breuer, sem entender o verdadeiro sentido da pergunta, explicou que alcova se referia ao leito conjugal.

Por conta de uma bolsa de estudos, Freud esteve em Paris para acompanhar o trabalho de Charcot de outubro de 1885 a março de 1886. Aos 29 anos de idade, Freud ficou completamente fascinado pelo estilo do francês, uma celebridade pela desenvoltura com que discutia os casos clínicos e pela seriedade com que buscava uma teoria que retirasse a histeria do terreno das simulações e lhe desse um lugar digno entre os diagnósticos reconhecidos pela medicina.

Diz Freud que uma coisa é alguém expressar determinada ideia, vez ou outra, de forma passageira ou mesmo cômica, e outra é abraçá-la com seriedade, transpor com ela todos os obstáculos e lhe propiciar uma posição entre as verdades reconhecidas. Freud observa que as duas situações reproduzem a diferença entre um flerte e um casamento.

Freud ouviu de Charcot uma ideia de que Charcot não tinha consciência clara. E assim escutou também o conhecimento que Breuer não sabia que detinha. Charcot e Breuer fizeram de percepções um saber anedótico. A partir da verdade enraizada no humor, Freud deu consistência teórica a muito do que outros sabiam porém não transformaram em objetos de reflexão sistemática ou em conceitos passíveis de transmissão.

Todos sabem III

And everybody knows
that you're in trouble

Everybody knows what
you've been through.[1]

Leonard Cohen

Como será que os psicanalistas conversam entre si sobre a clínica diária nas mesas dos bares e dos cafés?

Jantava com um bom amigo que trabalha no mercado financeiro. Falávamos de psicanálise porque havia pouco ele se entregara à sua própria análise e se perguntava sobre a parcela de responsabilidade que tinha na construção do psiquismo dos filhos. A certa altura, constrangido como se falasse de algo exótico, secreto, como se exibisse um voyeurismo condenável, ele me perguntou como era uma tarde típica no meu consultório. Eu prometi que alguma hora lhe contaria. Achei a ideia divertida.

Um dia, uma jovem que iniciara poucos meses antes seus atendimentos como psicanalista me perguntou: "Por que as pessoas não falam abertamente sobre como as coisas funcionam nas famílias, entre pais e filhos, entre casais, entre irmãos, nas relações afetivas? Está tudo aí, diante de todos, parece que todos sabem e ninguém fala disso!".

Ela se referia às narrativas que ouvimos o tempo todo na clínica: embora os enredos sejam únicos, determinadas arquiteturas familiares se repetem de tal modo que, com o tempo, em certos casos quase chegamos a antecipá-las. Ela se espantava ao se dar conta de que uma espécie de neblina turva a visão das pessoas e no dia a dia elas deixam de ver o que se desdobra claramente ante seus olhos. Essa névoa preserva os ideais que ocultam os principais mecanismos que governam as relações humanas.

Os livros que tratam disso com a nitidez oferecida pelos relatos orais da clínica não tiveram de ser queimados pelos modernos inquisidores. Nem foram incluídos nas listas das obras proibidas pelo Vaticano. Eles mal existem. Ou melhor, as narrativas estão presentes na literatura, aparecem nas artes, como o cinema e o teatro, em recortes de atendimentos publicados por psicanalistas, em teses ou em livros acadêmicos. Existem também de modo hermético, alusivo, teórico, nas bibliotecas de psicanálise. Parece haver um pacto universal silencioso segundo o qual o comportamento íntimo das pessoas raramente pode ser revelado sem rodeios, sem o rótulo de ficção, sem um véu que proteja certas ilusões que temos sobre a família ou fantasias sobre condutas morais desejáveis. O pacto lembra o comentário de Freud ante o escândalo causado por suas teorias sobre a sexualidade infantil: ele teria dito que toda babá sabe que as crianças têm sexualidade. A literatura e os textos especializados levam a perversidade de alguns vínculos a se esconder num terreno distanciado do nosso panorama cotidiano. A imobilidade silenciosa do texto, em contraposição a um relato precipitado, vivo, improvisado, como aparece na clínica diária, promove uma inevitável censura.

Tempos atrás eu propus a tradução, do francês, de um pequeno livro autobiográfico, voltado para adolescentes, em que a autora, protegida por um pseudônimo, narrava uma infância terrível sob o domínio de uma mãe socialmente exemplar, mas autoritária, descuidada, implacável na maldade dedicada à filha. Nada que surpreendesse um psicanalista experiente. Pois a editora, para se eximir do risco que corria ao divulgar a história de uma mãe cruel, reuniu meia dúzia de psicólogos e psicanalistas ilustres que assumiram a recomendação do livro.[2]

O esforço de alguns grupos políticos e religiosos em proteger o leitor contra as adversidades da vida por meio de uma literatura adocicada combina com uma ciência que atribui o desassossego inerente à existência a causas orgânicas — bioquímicas — que nos livram de toda responsabilidade por nossos males e maldades. Dessa forma, a mesma ciência recomenda o consumo de drogas entorpecentes ou estimulantes para o controle da ansiedade, da tristeza, do luto, da desatenção, da euforia ou da insônia: a associação entre medicações que prometem bem-estar e amortecem desconfortos de sujeitos atropelados pelas próprias histórias e procedimentos estéticos que (enganosamente) apagam as marcas da passagem do tempo sustenta e promove as exibições fraudulentas de felicidade e de sucesso nas redes sociais.

Analistas, por amizade ou identificação pelo trabalho, conversam muitas vezes — informalmente — sobre seus atendimentos, em geral para discutir uma dificuldade clínica. Esses diálogos podem ser recheados de conceitos teóricos densos e áridos. Porém, ocasionalmente, os analistas usam termos corriqueiros, falam em linguagem simples e compartilham um conhecimento inevitável e comum a todos que exercem a prática. Falam, sem nenhum espanto, de mais uma filha preterida pela mãe em nome de um irmão que foi o eleito. Reparam que essa mesma filha se deu melhor na profissão, mas dedica seu tempo livre aos cuidados com a mãe idosa, ao passo que o filho protegido, fragilizado, revela certa impotência ante os desafios da vida e, em lugar de poupar a mãe, se acha no direito de explorá-la sem limites. Lembram do rapaz que não consegue se fazer presente como pai, e assim repete o pai ausente que ele mesmo teve. Falam de quem se faz de vítima para que, no limite, tenha controle sobre os que o rodeiam ou de alguém que atribui todos os males do casamento ao parceiro que não muda. Nessas conversas, os psicanalistas discutem suas práticas de um modo que raramente passam para o papel, ou que não costumam reproduzir em aulas e congressos, a não ser amparados em tramas conceituais refinadas.

Desde Freud, a psicanálise procura ser rigorosa na nomeação dos elementos e da estrutura de seu objeto de estudo: o inconsciente.

A partir da releitura (literal) de Freud, proposta por Jacques Lacan, a psicanálise recorre à linguística, à teoria dos conjuntos, à topologia, às leis da óptica, à antropologia estrutural, à filosofia, à semiologia, à geometria espacial, às diferentes modalidades da lógica e à mecânica quântica para estabelecer os fundamentos formais da clínica.

O convívio com uma imensa diversidade de narradores, que apresentam relatos de toda espécie, impõe um esforço de estabelecer referenciais e conceitos aplicáveis às diferentes demandas dos analisandos e, ao mesmo tempo, transmissíveis no ensino e entre os profissionais que os atendem.

Em virtude da complexidade do discurso de alguns que procuram falar de psicanálise a leigos, ela acaba parecendo uma disciplina reservada a uma aristocracia de especialistas e a uma elite de pacientes.

A despeito disso tudo, creio que seja possível escrever sobre psicanálise como os analistas a tratam em conversas informais, nas quais não falta seriedade nem precisão. Assim, a psicanálise seria compreensível aos não iniciados. Não vejo razão para que não se fale do assunto desse modo para o leitor comum, muito menos para que os analisandos constituam uma elite.

No final da Primeira Guerra, numa fala proferida em Budapeste em 1918, Freud propôs o atendimento psicanalítico gratuito, recomendou que os honorários fossem flexíveis e defendeu a análise leiga: os analistas não teriam de ser médicos (ou psicólogos). Um conjunto de psicanalistas importantes como

Wilhelm Reich, Erik Erikson, Karen Horney, Erich Fromm e Helene Deutsch, para citar alguns, implementaram o atendimento das classes trabalhadoras e de pessoas com recursos financeiros escassos.[3]

Assim, voltemos ao que os psicanalistas discutem nas mesas de bar e nos cafés, e que não deixa de ser verdadeiro e exato embora não venha envolto em termos sofisticados.

O que todo psicanalista sabe? As histórias subjetivas situam-se a uma grande distância dos ideais conservadores fantasiados por uma cultura negacionista, para usarmos um termo bastante atual. Além de alguns avanços científicos, o que essa cultura nega? Ela encobre determinados fatos presentes, em grau maior ou menor, em todos os romances familiares. Temos em todas as classes sociais, em todos os estratos econômicos e culturais, gestações indesejadas, filiações duvidosas, acidentes provocados, vícios, doenças graves, mortes precoces, traições, disputas desonestas por heranças, abusos e assédios verbais, físicos ou sexuais no ambiente doméstico, abandono, violência, crueldade, crimes, desde delitos banais a homicídios sofridos ou perpetrados. Em cerca de quatro décadas de atendimento, deixei de expressar o que dizia quando era mais jovem: "Já vi de tudo". Sei que isso não é verdade. Mais dia, menos dia, vou escutar um relato insólito que parecerá produzido pelo mais original e insensato dos autores de ficção. Casos de maus-tratos a crianças, os quais gostaríamos de imaginar que fossem extremamente incomuns — ou inexistentes —, são inumeráveis. Esse conjunto de acontecimentos infelizes ou trágicos pode não estar presente em certas histórias individuais, mas aparece quando o relato se amplia para a genealogia familiar maior. Como veremos, o desenvolvimento da paixão pela mentira e pela violência ocorre com indivíduos que na infância passaram por alguma variante — e são muitas — do que podemos chamar de humilhação, como desamor, desrespeito, desonra ou descuido.

Não há como pensar na existência de um número expressivo de seguidores de tiranos se não se considerar, sem evasivas, o que, como disse Lacan, todos os psicanalistas sabem e, de certa forma, com mais ou menos consciência, todos pressentem ou sabem.

Os pais

They fuck you up, your mum and dad.
They may not mean to, but they do.
[...] But they were fucked up in their turn
By fools in old-style hats and coats...[1]

Philip Larkin

Todos sabem que, apesar do que propaga um discurso simplista e narcotizante, os pais não fazem o melhor pelos filhos.[2] Por se tratar de uma idealização cultural, é evidente que ela nunca será alcançada. Em razão dessa distância entre a mensagem e os fatos, para os filhos ficará sempre o gosto de uma insuficiência. A extensão de seus efeitos dependerá das escolhas que os pais fizerem num cardápio que oferece um repertório amplo, que vai de um acolhimento amoroso e sereno ao completo abandono, de uma atenção cuidadosa à omissão e à crueldade. Os mais negligentes tendem a ser, paradoxalmente, os mais convencidos da própria dedicação. Os melhores costumam expressar mais dúvidas quanto a seu desempenho. Entretanto, mesmo os mais diligentes por vezes nada fazem diante de pensamentos ocasionais, comuns, fugazes, em que se percebem ou se pensam displicentes ou descuidados.

Diz o quarto mandamento que devemos honrar pai e mãe. Embora exista até mesmo uma determinação destinada a interditar o desejo pela mulher do próximo, não há nenhuma que trate da dedicação aos filhos: difícil decidir se a omissão existe porque o amor e a entrega a eles seriam um dado natural, óbvio, inevitável ou se é porque esse amor é, de fato, menos importante. Entre as duas possibilidades, a primeira constitui, com certeza, uma ficção.

Cansei de ouvir de pais frases como "aos domingos quero fazer as minhas coisas". Referiam-se a pôr em dia a leitura das revistas semanais, assistir a uma corrida de automóveis ou a um jogo de futebol. Sempre se surpreendiam quando eu perguntava: "Existe algo que seja mais 'minhas coisas' do que seus filhos?".

Todo pai ou toda mãe afirmariam, sem hesitação, que dariam a vida por um filho. Curiosamente, muitos deles relutam em dar bem menos que isso: a privação de algumas horas de sono, certas tarefas braçais tediosas ou uma renúncia a prazeres menores, passageiros. Não costumam suspeitar do preço que a recusa narcísica representará no futuro dos filhos e, indiretamente, para eles próprios. Quando esses custos aparecem, a análise do passado proposta nos atendimentos não pretende encontrar culpados, de que se queixam, na defensiva, magoados, muitos pais. O consultório de um psicanalista não é um tribunal. Entretanto, a responsabilidade dos pais é mais um fato de que todos sabem e que não pode ser negado.

Há pais cuidadosos, empenhados em fazer o que acreditam ser o melhor. Eles oferecem o mais importante: doam aos filhos tempo, escuta e paciência. Se estiverem presentes — coisa que se esforçam genuinamente por conseguir —, não delegam a funcionários nenhuma rotina junto às crianças. Sempre que possível, deixam de lado o que estiverem fazendo se um filho expressa uma demanda qualquer. Não são autoritários, nem tentam transmitir uma imagem sem falhas: não escondem nem distorcem, ao menos de maneira consciente, a sua própria história. A experiência dos atendimentos em consultório mostra que eles não são maioria: não apenas não prevalecem, como é provável que a proporção de "bons" pais seja ainda menor que a refletida pela clínica, pois quem vai a um psicanalista reconhece, no mínimo, que algo vai mal e se propõe a refletir sobre as causas de um tropeço ou dificuldade e a pensar em soluções.

Esses pais não fogem da hipótese em que se veem como instrumentos fundamentais na construção do psiquismo dos filhos. Eles se dispõem a pensar assim, pois devem ter identificado em suas próprias histórias o papel decisivo que tiveram seus pais. Também é provável que eles não tenham passado por uma experiência significativa de desamor ou que, se isso aconteceu, ela tenha sido suavizada de alguma forma por um dos pais, um cuidador ou um adulto próximo da família.

Crianças mal recebidas se pensam humilhadas, diminuídas, desvalorizadas, e tendem a compensar a depreciação, no futuro, recorrendo ao ódio e à violência dirigidos a outra pessoa ou a um grupo. Condutas desrespeitosas, agressivas, depredadoras são modos de inscrição de um nome, modos de esses indivíduos darem existência a si próprios por meio de um traço, de uma marca à qual pensam ter direito, sem culpa.

Para muitos pais, existe uma dissociação entre o comportamento de um filho e a participação deles em sua origem. Frequentemente, importa apenas que um filho deixe de dar trabalho, de ser agressivo, teimoso, agitado ou de render pouco nos estudos. A criança tem uma "dificuldade", um limite, uma incapacidade, uma insuficiência à espera de um rótulo, semelhante a uma carência vitamínica ou ao mau funcionamento de um órgão. Esperam que o terapeuta "conserte" o que não vai bem, sem incomodá-los. Imaginam que a mudança ou supressão de um sintoma seria análoga à troca de uma peça defeituosa numa máquina que passou a falhar. Essa expectativa é reforçada pela cultura "científica" vigente, em que os assim chamados déficits de atenção, hiperatividade ou depressão são diagnosticados — e medicados — por meio de testes de aspecto sofisticado, repletos de medições, escalas, variações estatísticas e termos rebuscados. Nessas avaliações, ninguém se pergunta — nem pergunta a ninguém — sobre a história e as relações familiares da criança ou do adolescente inquieto ou desanimado. Em outras palavras, ninguém pergunta o que está acontecendo em casa. É por esses trilhos do desconhecimento que deslizam as terapias comportamentais e a psiquiatria biológica.

Um sintoma na infância é, com raríssimas exceções, a expressão de questões não elaboradas do par conjugal ou de um dos pais, os quais são isentos de responsabilidade por carimbos diagnósticos e produtos farmacêuticos. Estes aumentam o peso da suposta anomalia carregada pelo filho, que, para piorar as coisas, é muitas vezes tido como ingrato, pois "teve tudo". Um rótulo que marca a criança como portadora de uma "doença" (sem nenhuma evidência científica consistente) contribui para a perpetuação do que vai mal na esfera familiar.

O número de crianças e adolescentes medicados é obsceno. Na verdade, eles vivem "adoecidos" pelos efeitos colaterais dos fármacos que ingerem. Basta ler as bulas e escutá-los. São também candidatos às consequências futuras desastrosas dessas drogas.[3]

Ao considerar as raízes familiares da sedução pela mentira e pela violência, teremos de salientar alguns aspectos problemáticos, e nada inusitados, do ambiente doméstico na infância e na adolescência.

A intimidade

A intimidade entre pais e filhos é construída muito cedo, a partir dos primeiros meses de vida do bebê. Não é nada incomum que pais não consigam falar sobre seus afetos, angústias ou dilemas existenciais com os filhos crescidos (ou em qualquer idade). Têm dificuldade até mesmo para perguntar simplesmente como vão as coisas, e não apenas quais tarefas eles cumpriram ou deixaram de cumprir. Acham mais fácil falar de temas objetivos como notas escolares, viagens, atividades práticas, compromissos e horários. Esses diálogos, ou monólogos, têm, com frequência, um sabor de cobrança. Eventualmente, os assuntos poderão ser ainda mais impessoais, como futebol, política ou dinheiro.

Esses pais não desejam contar sua própria história aos filhos, e nem sabem como fazê-lo. Quando o fazem, preferem se ater a situações de sucesso e a condutas edificantes, com a finalidade de servirem de bons modelos. A sugestão de que falem sobre seus erros, fracassos, anseios e perdas provoca objeções e mal-estares, em algumas ocasiões acompanhados de grande surpresa: por que alguém faria isso? Por que alguém daria "maus exemplos"? No mais das vezes, eles reproduzem a relação distante e formal que tiveram com os próprios pais.

A ideia de que esses adultos se dirijam aos pais (os avós da criança ou do adolescente), façam perguntas e procurem descobrir os principais acontecimentos do passado familiar encontra, de hábito, uma certa resistência. Qual pode ser a lógica por trás da dificuldade que teria alguém de se interessar, junto dos pais ou de parentes, pela trajetória de seus antepassados? Seria ofensivo? Causaria dor ou inquietação? Por que alguém abriria mão de saber de sua herança histórica? Seria em nome de proteger os pais contra algum desconforto? E por que a iniciativa geraria desconforto? Nesse contexto, parece ainda mais inconcebível aos pais que narrem para os filhos, caso as conheçam, passagens pouco elogiosas ou constrangedoras do percurso de seus próprios pais e avós. Este seria o verdadeiro legado para os filhos, e não o patrimônio imobiliário ou o valor na conta bancária que, para inúmeros pais, compensaria as suas faltas.

A narrativa do passado seria o capital mais relevante a ser transmitido porque nele está a origem dos sintomas e das repetições que poderão, inclusive, resultar na futura dissipação dos bens materiais. Uma falência econômica é, quase sempre, um gesto de solidariedade com alguém de uma geração anterior:

curiosamente, ela será mais provável, como veremos adiante, se o fracasso no passado constituir um segredo. Ao contrário do que sugere o senso comum, não expor claramente algo que causa vergonha não evitará a sua transmissão por outros meios. E essa transmissão precária, fragmentada, cheia de lacunas, terá efeitos mais imperativos e danosos. Representam enigmas a serem decifrados, esclarecidos. É evidente que as narrativas de acontecimentos condenáveis ou constrangedores devem respeitar a capacidade de assimilação da criança ou do adolescente em cada idade.

Quando a intimidade — e certo calor afetivo — não se constitui na primeiríssima infância, os indícios que temos da clínica são de que ela é dificilmente recuperável. Parece existir uma parede intransponível que impede essa passagem. Lembra uma escalada em rocha lisa, sem irregularidades que possam oferecer apoio para os dedos. Na prática, há uma dificuldade para que o pai ou a mãe proponham atividades a dois com o filho ou a filha de que são mais distantes. A inibição se estende à possibilidade de conversas que envolvam temas pessoais como sentimentos, relações amorosas ou adversidades.

A transposição dessa barreira pode se iniciar pelo relato para os filhos das nossas dúvidas e angústias. Isso serviria como uma abertura para que eles se pensem autorizados a compartilhar os próprios conflitos. Frases como "estou aqui para você, pode me procurar para falar das suas coisas sempre que quiser" são preguiçosas e inúteis.

Os abusos e assédios

As narrativas de castigos físicos na infância sempre estiveram presentes na clínica. Uma certa "naturalização" cultural da violência contra filhos em gerações passadas impede que essas descrições sejam objeto habitual de censura por parte de quem as sofreu. Vale dizer aqui que a sujeição do corpo de um outro a partir da diferença de forças não deixa de ter alguma analogia com as situações de violência sexual. A "normalização cultural", entretanto, não suprime, em absoluto, os efeitos das punições. Entre as consequências mais comuns está a submissão a quem detém o poder, e ela apresenta, como veremos adiante, uma nítida relação com o encanto por regimes autoritários em que o "líder" sempre tem razão. O líder nos ama, sabe o que será melhor para nós, e está acima de toda crítica.

Devemos a Freud a descoberta irrefutável da relação entre a infância de cada um e a constituição do psiquismo do futuro adulto. As evidências são de tal modo contundentes que mesmo quem não tem nenhuma simpatia pela psicanálise não consegue fugir delas.

Nos últimos tempos — possivelmente graças, enfim, à presença do tema na cultura — tem sido espantosa a quantidade de revelações de assédio ou abuso de natureza sexual na infância. A situação é mais frequente entre mulheres, mas ela é descrita, ocasionalmente, também por homens.

As narrativas de assédios de toda natureza — desde falas e olhares erotizados a ambientes violentos em que os fatos se estendem da ameaça velada ao próprio estupro — fazem parte do cotidiano dos psicanalistas. Elas quase sempre dizem respeito a eventos domésticos. Envolvem o pai, a mãe, padrastos, madrastas, tios, avós, cuidadores, babás, primos ou amigos próximos da família que frequentam a casa. Por essa razão, não são raras as histórias em que as cenas se repetem, às vezes ao longo de anos.

A criança vítima de abuso sexual frequentemente se depara com uma imposição de silêncio feita por um adulto ameaçador, acentuada muitas vezes pelo fato de ela não encontrar à sua volta alguém merecedor de confiança. Não é incomum que a mãe ou o pai sejam pouco disponíveis para escutá-la, pois acolher o filho ou a filha, e agir eticamente, poderia em determinados casos pôr em risco a suposta harmonia familiar ou algum vínculo importante dos pais. Existem mães ou pais que estabelecem certa cumplicidade com o abusador, chegando a atribuir à criança a culpa pelas situações em que foi vítima. Imagino que quase todos conheçam histórias em que o relato da criança é desmentido ou desacreditado por um adulto: difícil imaginar desamparo maior. É como se a violência e a humilhação se redobrassem.

Não são raras as histórias em que uma mãe faz, desde a infância, comentários críticos voltados para o corpo e a aparência da filha e, na adolescência, para as atitudes dela nas relações com parceiros potenciais ou existentes. As falas podem acontecer apenas entre elas duas ou podem expor a filha a parentes ou amigos do convívio familiar. Por vezes, uma mãe faz, para a filha, relatos sobre sua própria vida sexual, incluindo-a assim numa cena que deveria ser íntima e privada. Nos dois casos teremos consequências danosas que poderão afetar a autoimagem, a atividade sexual e, possivelmente, a maturidade sexual física da filha. Os efeitos podem se ramificar em outras direções, como em distúrbios alimentares e inibições de toda natureza.

Um pai também pode interferir no desenvolvimento psíquico de uma filha por meio de olhares, falas e ações cujo objeto seja o corpo dela: eles originam danos semelhantes aos causados pelas atitudes análogas das mães.

Filhos também são inúmeras vezes vítimas de comentários — habitualmente paternos — sexualizados, machistas, que exaltam seu futuro desempenho sexual, confundem virilidade com agressividade, violência, grosseria ou o tamanho do pênis. Esses abusos podem levar tanto a graves inibições quanto à associação entre masculinidade e misoginia, autoritarismo, arbitrariedades e truculência.

Meninos e meninas podem ser alvo de olhares e palavras que revelam desejos erotizados, fora de lugar, transgressivos, os quais também terão custos altos, como demonstra a clínica diária.

As histórias em que há manipulação concreta do corpo da criança têm consequências mais graves e sua elaboração — atenuação dos efeitos — é mais difícil.

Já ouvi o argumento de que recebemos no consultório uma amostra distorcida de pessoas "doentes", que têm mais "problemas" ou que vêm de ambientes econômicos ou culturais em que haveria mais "desvios" ou perversões. Não há nada mais distante da realidade. Essas histórias são trazidas por homens e mulheres que têm vidas "comuns": compreendem todos os gêneros e estados civis, adolescentes e adultos, estudantes com dificuldades financeiras e executivos bem-sucedidos, dirigentes de grandes empresas, profissionais liberais fracassados ou brilhantes, acadêmicos, intelectuais, professores, artistas, personagens éticos ou violentos, céticos ou religiosos.

Ruy Castro nos lembra que Nelson Rodrigues desenha em suas peças, romances e contos "uma galeria de adúlteros, assassinos, suicidas e outros graves transgressores". Ruy segue adiante para dizer que os "tarados de Nelson são advogados, juízes, médicos, políticos, padres, pais de família, até mães de família. Todos 'homens de bem'". Eles "têm um nome a zelar, venceram na vida, são casados, fiéis, não têm filhos gays, são sócios de clubes, pagam em dia o que devem, vão à Disney com a família, são patriotas, religiosos e fãs de cantores sertanejos".[4]

Não temos "pudores vitorianos":
O progressismo invasivo

À medida que a criança se interessa pelos temas ligados à sexualidade por meio de perguntas ou de jogos e brincadeiras (o que é o "brincar de médico" a não ser isso?), tudo deve ser esclarecido com fatos, empregando-se termos acessíveis a cada idade, sem ficções enganadoras. Por vezes, podemos nos valer de livros, figuras, desenhos, enfim, de recursos simbólicos adicionais.

Não é pelo reino das imagens vivas em que os figurantes seriam os pais que aconteceria, idealmente, o "esclarecimento sexual" das crianças. A vida sexual e o corpo dos pais devem abrigar algum mistério, para que o erotismo se construa, ao menos parcialmente, pela imaginação (como nas artes plásticas ou na fotografia de natureza erótica, e não pornográfica, obscena) e pela descoberta dos corpos e da sexualidade "fora de casa". Não é a nudez que garantirá a desejada intimidade familiar, mas a coerência contida entre o que se diz e o que se faz. A clínica prova que exibir corpos e guardar segredos não levam a resultados animadores.

Pensemos primeiro de uma maneira mais rude, como se nos víssemos diante de uma demonstração matemática pelo absurdo.

Imaginemos uma pergunta infantil semelhante a "como é uma mulher sem roupa, ou um homem nu?". Pai ou mãe chamariam a criança a um canto e se despiriam diante dela. Ou ante o "de onde vêm os bebês?" os pais fariam uma demonstração prática. Difícil imaginar quem ache isso tudo uma boa ideia.

Esses modos vulgares têm variantes de aparência inocente.

Na linha dos abusos "menores", a sensibilidade da criança é, por vezes, desrespeitada ou esquecida. Nesses casos, em nome de uma pretensa liberdade dos costumes, ela passa por situações embaraçosas. Entre estas se incluem o prolongamento da permanência da criança no quarto ou na cama dos pais, sua exposição reiterada, sistemática, à vida sexual deles — seja pelo olhar, seja pela simples escuta do que acontece a portas fechadas —, a ausência de privacidade, sem limites de idade e em diferentes cenários como em banhos ou por meio de portas que nunca se fecham. Em muitas famílias que se pensam "liberais" existe a promoção de comportamentos que refletiriam certa "modernidade": combatem-se os assim ditos pudores excessivos, os corpos não devem ser cobertos, como se este fosse o caminho para fazer frente à repressão sexual promovida por ideias reacionárias, conservadoras ou religiosas. Em tais circunstâncias, por não ter escolha, a criança acaba sendo tratada como um objeto; ela não tem capacidade para discriminar o que de fato lhe faria bem, confia nos pais e, assim, é por vezes constrangida e, algumas vezes, humilhada.[5]

Na clínica da infância, essa suposta liberdade, acrescida de um eventual contato físico excessivo (de difícil quantificação) ou inadequado, resulta em diferentes sintomas, ligados a uma sexualização precoce, acompanhada por vezes de ansiedade e agitação, pois a excitação não conta ainda com a maturidade genital para se dissipar. Algumas crianças inquietas serão as candidatas à medicação da vez para "déficit" de atenção ou hiperatividade: na verdade, elas são crianças "erotizadas" pelo que veem, ouvem ou por terem seus corpos tocados em demasia. Essas marcas da vida em família se mostram determinantes na vida afetiva dos futuros adultos, em suas escolhas de parceiros e em suas inibições, equívocos ou adversidades que tornam custosa a vida sexual para eles.

Desde cedo, Freud notou a importância de algumas cenas infantis. No manuscrito L, anexo a uma carta de 2 de maio de 1897 para Wilhelm Fliess, Freud escreve: "As fantasias [...] são fabricadas por meio de coisas *ouvidas*... assim combinando coisas experimentadas e ouvidas, acontecimentos passados [da história dos pais e antepassados] e coisas que foram vistas pela própria pessoa. [As fantasias] relacionam-se com coisas ouvidas, os sonhos se relacionam com coisas vistas. Nos sonhos, é claro, não ouvimos nada, mas vemos". Na carta desse dia Freud afirma: "Minhas conquistas estão se consolidando".

Sabemos pela clínica de crianças que determinadas construções psíquicas fundamentais se cristalizam muito cedo, provavelmente nos primeiros meses de vida do bebê. No dia 12 de janeiro de 1900, em outra carta, Freud escreve: "Imagino que o período [...] anterior à idade de um ano e meio deve ser o campo de recreação apropriado para a educação".

Pais e filhos idealizados

O conjunto representado pela idealização da infância, da expectativa de que não falte amor e empenho de pais e educadores, da imagem da família nuclear tradicional como modelo civilizatório resulta em normas enunciadas ou subentendidas que são violadas o tempo todo.

A transgressão existe porque existe a lei, a norma ou o ideal.[6] Em algumas histórias os descuidos e os delitos de diferentes naturezas são a regra. A constituição de sujeitos que se encantam por líderes e regimes autoritários provém de transgressões ocorridas habitualmente no terreno de humilhações sofridas na infância e de segredos familiares ligados ao sexo e a filiações incertas ou problemáticas.

Amor não incondicional, projetos, dívidas, diferenças

Somos todos insanidade berrando
por afeto. Somos todos o dia
do nosso nascimento.

Tati Bernardi

Como é impossível que todas as demandas de um bebê sejam atendidas de imediato, interpretadas corretamente, ou que, apesar de bem compreendidas, sejam satisfeitas a contento ou sempre da mesma maneira, a relação original — que transmite o que possa ser acolhida, afeto, amparo ou o avesso disso tudo — poderá ser assimilada pelo bebê como condicional, como se para ele o amor que viesse do outro fosse sujeito a determinadas ressalvas ou limites cuja lógica nem sempre é nítida. Ou seja, o vínculo com os primeiros cuidadores se estabelece para cada um de nós como se fosse regido por um contrato repleto de cláusulas que não éramos capazes de ler antes de assinar.

Todos sabem que, embora seja idealizado como algo óbvio, certo e declarado, o amor pelos filhos não costuma ter nada de incondicional. Em situações mais leves e corriqueiras, as simples cobranças de bom desempenho escolar, de esvaziar os pratos à mesa ou lavá-los após as refeições, de dormir na hora devida ou de cumprir algumas tarefas mínimas podem ser lidas pela criança, a depender do tom e da atmosfera doméstica em que são enunciadas, como requisitos a serem cumpridos para que ela seja mais amada (elogios também podem ser assim interpretados, como comportamentos esperados a serem seguidos).

Regras e orientações são, não raro, ambivalentes, mutantes e arbitrárias, regidas às vezes por uma lógica inconstante que gera dúvidas e incertezas. Os pais frequentemente pregam virtudes que em seus próprios atos ignoram (como governantes que defendem pautas moralistas).

Projetos e afinidades

O projeto para um filho começa a se constituir no momento em que ele é concebido na fantasia de cada um dos pais. A fantasia pode existir muito antes do encontro de um parceiro. Um filho pode ou não ser desejado, a gestação será ou não planejada, deverá haver preferência por um ou outro sexo, inaugurando a narrativa, consciente e inconsciente, que cada um dos pais constrói acerca do bebê que está por chegar: essa narrativa compreende um emaranhado ficcional infinito que contempla a herança das gerações anteriores, a posição dos pais nessa genealogia, o significado e a repetição dos lugares de mãe e pai, o esboço intrincado de uma trajetória cuja trama, por meio da linguagem, do que se diz e do que se omite, será transmitida a cada bebê que nasce.

O nome escolhido para um filho costuma ser uma boa pista para a inscrição maior numa das linhagens familiares e uma síntese de expectativas em relação à criança. Pais geralmente dizem que o nome foi decidido "pelos dois". Porém, ainda que tenham concordado com a escolha, foi um deles que trouxe a ideia. O nome homenageia alguém da família, um amigo ou conhecido, evoca uma lembrança antiga ou recente, ou um autor, ator, atriz, filme ou livro. Por vezes, ele pode ser o masculino ou o feminino do nome de alguém relevante no passado de um dos pais. A narrativa associada à escolha será o fio condutor para identificar um projeto e para compreender a "afinidade", da parte de quem cuida, por um ou outro filho, caso exista mais de um.

Como disse Lacan, "ao chegar ao mundo tem aquele pequeno rótulo que leva seu nome, um símbolo essencial em termos do que é reservado para ele".[1]

Para as crianças submetidas a inúmeras gradações possíveis de rejeição ou de abandono, a ausência de expectativas ou de fantasias sobre elas não deixa de ser um projeto.

A afirmação de que uma criança parece ou lembra um parente ou conhecido pode determinar todo um percurso de vida. O familiar, alguém próximo ou uma figura de ficção que serviu de modelo pode ter tido desde uma existência suave, aparentemente bem conduzida, até um grave comprometimento psíquico. Nos casos mais temidos, pai ou mãe repetem, reiteram — ou silenciam —, "muito bem-intencionados", que "receiam" que um filho ou uma filha sejam problemáticos como aquele sogro ou sogra, tio ou tia, irmão ou irmã, cunhado ou cunhada, padrinho ou madrinha, amigo ou amiga, ou personagem da literatura ou do cinema. Um filho pode "concretizar" o tal receio para dar razão — numa forma de ganhar amor — a quem o enuncia.

Expectativas de pais em relação aos vínculos afetivos, ao futuro profissional, ao sucesso financeiro são quase universais e traçam trajetórias com poucas alternativas.

Na mesma linha, e com mais relevância e consequências, se inserem os projetos e anseios silenciados pelos pais. Há filhos planejados para ocupar o lugar de um morto, para cuidar de um irmão incapaz ou para ser entregue aos avós em compensação por uma dívida imaginária contraída pelo pai ou pela mãe no passado.

Todos sabem que existem filhos não desejados, que os pais não têm — porque é impossível — projetos semelhantes para cada filho, nem investem — porque também é impossível — igualmente em cada um deles nos afetos e, inúmeras vezes, no terreno material. Nisso nos deparamos com certa monotonia discursiva: irmãos em geral concordam na nomeação de quem foi mais amado ou protegido pelo pai ou pela mãe. Pais e mães relutam em reconhecer as diferenças que promovem entre os filhos. Quando muito, admitem uma identificação maior com um deles por conta de "personalidades" parecidas. Jamais cogitam que as supostas identificações ou personalidades possam ser fruto de construções iniciadas na própria sala de parto, durante a gestação ou, muito antes, desde a escolha de um parceiro: os pais chegam antes dos filhos, sem dúvida. As afinidades maiores com um ou com outro costumam ser evidências da inscrição mais significativa de cada um numa das linhagens familiares, a materna ou a paterna.

As narrativas de filhos sobre os pais têm mais credibilidade que o relato de pais acerca de si mesmos e de seus filhos. Essa observação é fundamental para uma boa avaliação do que o analista escuta no dia a dia da clínica.

Com frequência, irmãos não se filiam, em grau maior, à mesma linhagem. De outras vezes, uma das linhagens é inteiramente distante da vida familiar. Somente os pais e parentes do pai ou da mãe estão presentes no cotidiano da criança. Isso acontece pelas mais diversas razões. Eles moram em outra cidade ou país, os pais são mais velhos e têm limitações ou já não vivem, um dos integrantes do casal, pelos motivos mais variados, mantém à distância a família do parceiro. É usual que os netos favorecidos sejam os filhos do filho preferido dos avós. Por vezes, avós podem ser muito mais próximos e afetivos do que eram como pais, de certa forma evidenciando que teriam sido "capazes" de ser diferentes do que foram. O comportamento de cada um depende e varia de acordo com o papel que ele desempenha a cada momento na arquitetura das relações de parentesco.

Irmãos não são filhos dos "mesmos" pais. Não é nada incomum que eles se surpreendam diante da narrativa do outro sobre a própria infância: nessa hora, eles se dão conta de que, embora vivessem na mesma casa, tiveram, de fato, pais diferentes.

Todos sabem que é frequente irmãos se desentenderem, serem distantes um do outro ou nem se falarem, ainda que os pais expressem em palavras, mas não por atitudes, a intenção de que convivam bem. Na infância, as disputas por um brinquedo ou por um lugar à mesa não passam de cenas em que irmãos pedem, mediante o juízo e a sentença dos pais, a prova, a cada situação, da preferência por um deles. Mais tarde, os episódios infantis podem resultar em ressentimentos convertidos em inveja, distanciamento, rupturas e disputas por heranças.

Por vezes as diferenças, inevitáveis, entre os irmãos nos projetos concebidos pelos pais constituem, para os preteridos, o lugar da humilhação e do desamor, terreno fértil para o cultivo do ódio e da violência na vida adulta.

O poder do adulto sobre o bebê que dele depende pode ganhar proporções desmedidas quando, por exemplo, a mãe ou o pai atribui à gravidez a decisão de formarem um casal. Tal situação sugere, de modo implícito ou declarado, que um aborto foi uma possibilidade considerada. Nesse caso, o desejo de que a criança nascesse comportou uma hesitação. Além disso, o casamento existe "por causa" da gravidez. Se esse casal tiver uma convivência tormentosa, a culpa — a dívida — da criança será ainda maior.

Os tentáculos dessa dívida submetem os filhos a uma infinidade de imperativos e se infiltram no psiquismo infantil desde cedo.

A dívida

Na cultura judaico-cristã a palavra "culpa" tem uma ligação estreita com o pecado, com o descumprimento de um preceito religioso. Pressupõe uma ação condenável cometida pelo faltoso. Não é esse o caso do bebê ou da criança pequena, enredada na teia de compromissos que lhe são impostos. É melhor trocarmos "culpa" por "dívida", mesmo porque seu poder opressivo fica bem evidente, uma vez que ela não pode ser quantificada e, portanto, não poderá nunca ser saldada.

A dívida da criança se amplia quando lhe dizem frases como "quase morri no parto", "parei de trabalhar por sua causa", "tive de abandonar meus estudos quando você nasceu", "trabalhei com o que não gostava para te sustentar" ou "antes de você nosso casamento era ótimo". Menciono aqui narrativas nada incomuns na clínica. As possibilidades são incontáveis.

Já ouvi ditos bem mais violentos, como, por exemplo, "você foi a maior desgraça que aconteceu na minha vida".

Não são raras as situações em que a um filho é atribuída a responsabilidade pelo bem-estar de um ou de ambos os pais. A dimensão da tirania se estende da cena mais banal, em que um dos pais se diz entristecido pela atitude de um filho, até quadros mais dramáticos, em que pai ou mãe impõem suas vontades ameaçando separação ou até mesmo suicídio. Aprisionadas nisso, algumas crianças se pensam encarregadas, em qualquer idade, da "felicidade" dos pais.

Ao nos darmos conta das dívidas atribuídas às crianças, podemos pressentir as origens de um certo compromisso delas com a geração que as precede. Sem um valor determinado, as dívidas poderão ser objeto de uma obrigação permanente. As variantes da obrigação de honrar os pais terão um papel decisivo na estruturação psíquica dos seguidores de líderes autoritários.

Filhos de pais amorosos, comprometidos, preocupados e ativos em proporcionar segurança e apoio, empenhados em oferecer as melhores condições, entre as que estiverem a seu alcance, para que os filhos os superem, não se pensam em dívida. Podem ter o desejo de retribuir algo do que receberam sem nenhuma submissão, sob a forma de gestos afetuosos sinceros e de uma convivência serena.

Paradoxalmente, os filhos maltratados são os que muitas vezes arrastam as maiores dívidas. Numa lógica disparatada, eles atribuem às suas próprias faltas e desvios a crueldade dos pais. Vivem a degradação do abusado que se pergunta sobre a sua culpa. Não foram queridos porque não eram dignos de serem amados. E para justificar o desamor vindo dos pais — ou de um deles —, criarão situações e cenas, às vezes por toda uma vida, em que não serão dignos de serem amados por ninguém — e, portanto, talvez os pais tivessem razão, sendo eles, assim, parcialmente absolvidos.

Filhas preteridas pela mãe, depois de adolescências tormentosas, se submetem a ela e procuram atendê-la das maneiras mais diversas. Filhos, que foram depreciados ou tratados como rivais pelo pai desde a mais remota infância, se submetem aos caprichos dele na esperança de um dia serem vistos e escutados. Nem elas nem eles serão jamais acolhidos como desejam.

As dívidas podem ser construídas de forma a tecerem uma trama que evidencia em atos — embora o discurso possa ser crítico a eles — a solidariedade com os pais e, segundo a mesma lógica, a entrega às exigências de superiores.

O modo de relação de cada um com o "outro", com "os outros", com cada um deles, se cristaliza a partir das nossas primeiras experiências com aquele ou aqueles que, ao cuidarem de nós, tornaram possível a nossa sobrevivência.

Gaslighting

O termo não tem uma tradução adequada para o português. Segundo o dicionário Merriam-Webster, *gaslighting* se refere à "manipulação psicológica de uma pessoa, em geral durante um período prolongado, levando a vítima a questionar a validade de seus próprios pensamentos, percepções ou lembranças. A manipulação contínua resulta, para ela, em confusão, perda de confiança e de autoestima, e em incerteza quanto à sua estabilidade emocional ou psicológica, levando-a a uma dependência do perpetrador".

A palavra ganhou a linguagem corrente a partir de um filme baseado numa peça de Patrick Hamilton, publicada em 1938. No filme do diretor George Cukor, lançado em 1944, Gregory, o marido de Paula, passa as noites no sótão da casa onde moram à procura das joias herdadas por ela e que ele deseja roubar. Nessas horas, Gregory acende as luzes do sótão, razão pela qual as demais lâmpadas a gás da residência perdem intensidade e ficam piscando. Quando Paula busca uma explicação para o estranho fenômeno das luminárias tremulantes, Gregory lhe diz que as lâmpadas ardem normalmente, e que Paula imagina coisas. Aos poucos, Gregory leva Paula a perder a confiança em si própria, e ela acaba acreditando até mesmo que roubou o relógio dele e um dos quadros da casa.

Gaslighting não é uma tentativa de convencer um outro de uma ideia ou teoria. *Gaslighting* pretende destruir a confiança de alguém em sua capacidade de discriminar entre verdade e mentira, entre fato e fantasia. Consiste também em minar a crença de alguém em suas percepções, levando-o a pôr em dúvida a própria sanidade mental.

Gaslighting não invalida um argumento ou um ponto de vista. Não censura a mensagem, e sim o mensageiro.

Para utilizar um exemplo comum de desqualificação do mensageiro, imaginemos a cena em que um casal discute e um deles, de início, diz ao outro: "você não tomou seu remédio hoje, não é?". Em ambientes de trabalho, em reuniões de negócios, também é usual a desqualificação do mensageiro e não a discussão de seu argumento.

O *gaslighting* em situações sociais frequentemente se vale do sexismo, em que homens desqualificam mulheres por considerá-las loucas, ciumentas, emotivas demais ou irracionais.

Segundo Rebecca Solnit, em ambientes domésticos abusivos e em estruturas autoritárias, os homens que detêm o poder encaram os fatos, a verdade, a história e a ciência como sistemas rivais de poder a serem destruídos ou dominados.[1]

Vários textos e relatos de casos de *gaslighting* entre adultos foram publicados em periódicos médicos e de psicologia e psicanálise. Pouco estudado foi o efeito que podem ter as falas de pais ou de outros adultos sobre as percepções e pensamentos de crianças que deles dependem.

Na clínica, situações em que uma criança foi submetida a um abuso ou a uma arbitrariedade são, frequentemente, contadas por ela depois de adulta, quando relembra a infância, em meio a uma névoa de incerteza. Os narradores expressam muitas vezes o receio de estarem sendo injustos ou mal-agradecidos. De um modo geral, crianças tendem a aceitar as versões dos pais — ainda que abram mão de suas percepções — para seguirem sendo amadas.

Gaslighting no ambiente doméstico, ou nas relações sociais ou amorosas, nas relações de trabalho ou no debate político, será fruto de uma condição em que a entrega de muito poder a um *outro* resultará numa grande desigualdade de forças, numa assimetria que levará à consideração do que vem dele como uma verdade ou um imperativo.

O outro: Uma introdução

A opinião das outras pessoas vai se escorrendo delas, sorrateira, e se mescla aos tantos, mesmo sem a gente saber, com a maneira da ideia da gente!

Guimarães Rosa

O início, decisivo

Os bebês dependem desde o primeiro instante dos cuidados de um outro. O espectro desses cuidados se estende da negligência absoluta ao controle sufocante. Entre os dois extremos se distribui uma infinidade de nuances que representam toda a gama possível de comportamentos humanos: quem cuida de um bebê pode ser amoroso ou hostil, generoso ou mesquinho, acolhedor ou violento. As variantes dessa relação fundamental são ilimitadas e marcam o passo inaugural na constituição de indivíduos únicos — cada um com a sua história —, herdeiros de duas linhagens familiares, com seus incontáveis traços e particularidades.

Em 1895, anos antes de estabelecer os pilares do que viria a ser a psicanálise, Freud escreveu que "nessa entrega inevitável ao outro reside a origem das nossas virtudes e doenças morais e éticas".[1]

Vou me deter um pouco nessa frase de aparência despretensiosa, pouquíssimo comentada, que Freud rabiscou num bloco de notas quando voltava de trem de Berlim para Viena. O longo texto ao redor da frase viria a ser o *Projeto para uma psicologia científica* que Freud nunca desejou que fosse publicado. Ele consistia numa tentativa — que se mostrou fracassada — de associar as falas e os sintomas de seus primeiros pacientes à anatomia e à fisiologia que ele conhecia como neurologista. Além disso, o *Projeto* continha inúmeras reflexões que anunciavam conceitos centrais da futura teoria do inconsciente. O esforço de Freud resultou numa separação que se ampliou, progressivamente, entre a medicina, cada vez mais voltada para o estudo das doenças — e um tanto distanciada dos doentes —, e o que viria a ser a psicanálise. Com o ganho vertiginoso de conhecimentos e de recursos diagnósticos e terapêuticos a partir do final do século XIX, a medicina se consolidou como a clínica da estatística e do olhar — dos exames laboratoriais e das imagens —, ao passo que a descoberta freudiana fundou a clínica da escuta, cujo instrumento de trabalho eram apenas as palavras que alguém tinha a dizer, e também as que escolhia calar.

Freud afirma que a futura posição ética de alguém e seus dotes ou faltas morais decorrem de como esse outro primeiro, de quem a vida do bebê depende, lida com o domínio absoluto de que dispõe sobre ele. O prolongado desamparo do bebê humano confere um poder desmedido a quem dele cuida.

Não parece exagero pensar que sobre essa frase tão pouco lembrada de Freud se ergueu todo o edifício da influência decisiva da infância no que viria a ser o adulto, concepção de que nem os descrentes do inconsciente conseguiram nunca mais se livrar.

Cerca de quarenta anos depois, Lacan afirmou que a família é a instituição que promove a "coação do adulto sobre a criança, coação à qual o homem deve uma etapa original e as bases arcaicas de sua formação moral".[2] Quando Lacan se refere ao bebê, fala de alguém que naquele momento, segundo ele, "ainda não era nada".

Cada um de nós transfere parte desse poder exercido pelo outro primordial de quem dependeu a nossa sobrevivência para determinados "outros", em graus variáveis, ao longo da vida.

Os outros* nossos de cada dia

Esses outros aparecem, frequentemente, de maneira mais ou menos explícita, no início de muitos atendimentos em psicanálise (e não há quem não conheça alguém assim): os males que me atormentam são causados pelo meu marido, pela minha mulher, pelo meu pai, pela minha mãe, pelo meu parceiro, pelo meu chefe, pela minha amiga, pela conjuntura política ou econômica, ou seja, se não fosse pelo outro eu não teria nenhum problema, nenhuma aflição, tudo correria bem. Nesse lugar, que me exime de responsabilidade pelos fatos e situações que me fazem mal, eu não me dou conta do custo que tem para mim o poder que concedo ao outro sobre a minha existência, as minhas preferências e o meu estado de espírito. Posso também cair na armadilha de supor que uma posição passiva, em que delego minhas decisões a terceiros ou a contingências, não seja uma escolha.

De um modo mais sorrateiro, sem que eu tenha clareza disso, o poder que dou ao outro é capaz de me levar a não expressar meus desejos a fim de evitar conflitos e continuar sendo amado; a desaprovação na fala de alguém ou no que eu suponho que alguém possa pensar sobre mim afeta minhas ações e meu bem-estar.

Esse fazer por um outro, pai ou mãe, ou seus representantes, parceiros amorosos, amigos, colegas de profissão, figuras

---

* Neste livro, o "outro" se refere a "outra pessoa", no registro que em psicanálise chamamos de imaginário. Lacan constrói o conceito de Outro, com inicial maiúscula, num registro diferente, o simbólico, para se referir à alteridade, ao lugar da linguagem e da lei. Trata-se de um conceito complexo que não será desenvolvido aqui.

de autoridade, constitui uma causa primordial das nossas hesitações, angústias e equívocos. Perdemos a clareza sobre o que possa ser nosso desejo, sobre o que será melhor para nós. Insistimos inúmeras vezes em escolher o que nos prejudica sem que isso nos traga um benefício evidente. O verdadeiro ganho, que certamente existe, é expressivo, obscuro e indecifrável: a revelação desse ganho no que repetimos e nos faz mal é uma das finalidades de uma análise.

Elevamos a demanda, a expectativa do outro, concreta ou imaginada, à categoria de um imperativo e, ao nos submetermos a um imperativo, deixamos de ter uma escolha: ela é apenas aparente, ela é falsa. O cenário lembra a frase "a bolsa ou a vida", em que a conjunção "ou" é enganosa, pois, se alguém preferir a bolsa, a perderá juntamente com a vida.

Os superiores hierárquicos a quem nos submetemos: Eiffel e sua torre

A torre que leva o nome de Gustave Eiffel não foi concebida por ele.

Um engenheiro, Maurice Koechlin, desenhou a torre que domina a paisagem de Paris. Em 1884, ele e um colega, o projetista técnico Émile Nouguier, apresentaram o esboço da imensa estrutura de ferro, com as características que conhecemos hoje, a Gustave Eiffel, dono da empresa de construção que levava o seu nome. Eiffel não deu nenhuma importância ao projeto.

Passados dois anos, surgiu a ideia de construir um monumento em comemoração ao centenário da Revolução Francesa, a ser inaugurado durante a Exposição Universal que teria lugar em Paris em 1889. Dessa vez, Eiffel se interessou pelos desenhos de Koechlin — esteticamente aperfeiçoados por um arquiteto — e os patenteou ("a torre de ferro de trezentos metros de altura") em seu nome, e também no de Koechlin e Nouguier. Ao vencer a competição em que a torre foi ganhadora, Eiffel comprou a parte de seus dois sócios em troca da promessa de lhes repassar 1% dos ganhos com a construção. A partir daí, Eiffel divulgou e promoveu com entusiasmo a torre batizada somente com o nome dele.

Koechlin nasceu em 1857 — um ano após o nascimento de Freud — em Mulhouse, na França. Mais tarde, ele adotou a cidadania suíça e se graduou em engenharia em Zurique. Foi contratado pela empresa de Eiffel em 1879, e na época em que concebeu a torre já havia participado de vários projetos, entre eles o desenho da estrutura de ferro que existe no interior da Estátua da Liberdade em Nova York.

Em sua autobiografia, Eiffel não faz referência alguma a Koechlin. A torre *é* dele. Nas entrevistas que concedeu anos depois, Koechlin nunca mostrou nenhum ressentimento pela narrativa mentirosa — transformada em mito — que emprestou a Eiffel a fama definitiva.

A submissão de Koechlin — a aceitação de que seu nome deixasse de ter qualquer associação com a torre — é um exemplo de como podemos seguir nossos líderes por um desejo de ser como eles e, como os Koechlins, permanecer junto deles, admirando-os, porque se mostraram capazes de assumir posições mentirosas e de enganar tanta gente por tanto tempo.

Se não desafiamos a autoridade, é porque nada temos para substituí-la; não temos esperança de assumi-la; pior, se perdermos aqueles que nos moldam, nós nos veremos ao largo, incapazes de organizar nossa própria vida, que foi estruturada pelas instituições sociais. Esse era o problema de Koechlin: "ele devia tudo" a Eiffel, e reivindicar um crédito maior — o que ele sem dúvida deveria ter feito — destruiria a trama das relações sociais que bem ou mal lhe proporcionaram certo sucesso. Sabia que precisava de Eiffel, e sabia também que, enquanto fosse dependente dele, não poderia satisfazer suas necessidades e desejos.[3]

No dia da rendição da Alemanha, que marcou o fim da Segunda Guerra, Adolf Eichmann, o organizador da logística das deportações em massa para os campos de extermínio das zonas ocupadas pelos alemães no Leste Europeu, se deu conta de que dali em diante teria de viver uma existência individual difícil e sem lideranças que o guiassem. Não receberia ordens, não haveria regulamentos a consultar, não teria pares com projetos comuns, ou seja, anunciava-se para ele um cotidiano solitário, desconhecido e ameaçador.[4]

A torre estava sendo erguida quando Eiffel foi preso por transações suspeitas durante as tratativas para a construção do canal do Panamá. Ao recorrer da decisão judicial, Eiffel foi solto e ficaram detidos os Lesseps, sobrenome da família responsável pela contratação da obra. Depois do acontecido, Eiffel deixou sua empresa e nomeou Koechlin diretor da construtora, que mudou de nome. Eiffel e Koechlin continuaram amigos até a morte de Gustave em 1923.

O outro como inimigo

Além do outro a quem se pode atribuir um saber sobre o que será bom para nós e, portanto, um poder sobre nossas condutas e escolhas, existe o outro como estrangeiro, como inimigo a quem podemos culpar pelo que nos falta, pela nossa infelicidade, pela contaminação da nossa pureza étnica, religiosa ou ideológica. Esse outro representa uma ameaça — sempre inflada — e, ao afirmarem que nos defendem dela, os regimes de força ganham parte de sua sustentação. Esse é o outro que desvia a nossa atenção de nossas mazelas e faltas, esse é o outro cuja eliminação resultará em bem-estar e prosperidade: se um dia não houver mais negros, ou asiáticos, ou judeus, ou indígenas, ou imigrantes, eu terei uma vida melhor, o país vai se desenvolver sem obstáculos, não mais estarei exposto à sabotagem ou à conspiração promovida por aqueles que desejam somente tirar as minhas oportunidades ou me explorar. Além de integrar o alicerce de todo regime autoritário, esse tipo de pensamento é o recurso perverso a que governantes recorrem, classicamente, para desviar a atenção do público de crises políticas ou econômicas resultantes de insuficiências do regime de plantão.

Os inimigos ou adversários que despertam os ódios maiores são aqueles que convivem de perto com a população que constitui a maioria. São os vizinhos de fronteira, de bairro ou de fé. São os que pretendem ascensão social, os que supõem que poderão se alinhar ombro a ombro com a elite econômica, com a classe dominante, que sonham em se assimilar aos nativos "puros". São eles os recém-chegados que, por conta da necessidade, se dispõem a trabalhar com mais afinco do que os locais.

A escritora Toni Morrison fala de um fenômeno insólito nas comunidades de imigrantes ou de minorias étnicas: se uma pessoa negra, latina ou judia discrimina, persegue ou deprecia um semelhante negro, latino ou judeu, ela imaginariamente se alia aos nativos preconceituosos e, portanto, se pensa integrada e aceita pelos "donos do lugar". Aqui temos parte da razão pela qual integrantes de certos grupos minoritários votam em quem os despreza.

Num programa da televisão francesa, em 1974, Lacan previu que o racismo e a segregação iriam aumentar. Ele pensava nos efeitos dos grandes movimentos migratórios e da globalização. Números crescentes de grupos de tradições, hábitos e práticas culturais muito diversos passariam a conviver lado a lado. A presença próxima do que antes parecia distante, do que não passava de uma simpática curiosidade exótica, ofereceria um repertório inusitado de costumes diferentes, ameaçadores e disruptivos. Esse novo catálogo trazido pelos recém-chegados proporcionaria riscos e tentações aos nativos de um lugar, cujos costumes, por sua vez, poderiam desestabilizar as tradições de quem chegava. Os perigos maiores diriam respeito principalmente às crenças e obrigações religiosas, ao lugar social da mulher e ao exercício da sexualidade e de outros prazeres. As diferenças entre os grupos despertariam preconceitos, discriminação e violência, facilmente explorados pelo conservadorismo que caracteriza as lideranças fascistas.

Aos atritos resultantes da convivência íntima entre culturas diversas se acrescenta a fragmentação que deriva da formação de inúmeros grupos e subgrupos de toda natureza que também se alimentam muitas vezes da oposição a inimigos reais e imaginários.

A diversidade é mais subversiva e atemorizante quando está presente num vizinho muito próximo.

O vizinho ameaçador e o mais alto dos monumentos fúnebres

Em 1887, quando foram feitas as primeiras sondagens para as fundações da Torre Eiffel, os trabalhadores, surpresos, encontraram um número considerável de ossadas. Elas pertenciam, provavelmente, aos "submersos de São Bartolomeu". Esses restos mortais foram dispostos em fileiras e enterrados no mesmo local, constituindo assim uma espécie de necrópole debaixo do monumento que se tornou símbolo da cidade.

Na noite de 24 de agosto de 1572, teve início em Paris um massacre de grandes proporções. Nos dias seguintes, ele se espalhou por cidades como Rouen, Lyon e Bordeaux. Cerca de 3 mil homens, mulheres e crianças na capital, e em torno de mais 10 mil por toda a França, foram assassinados de forma brutal, decapitados em sua maioria. Em Paris, muitos dos corpos foram atirados no Sena. Eles encalharam numa curva do rio, perto de uma ilhota que depois foi incorporada à cidade, junto do Campo de Marte, onde se ergue hoje a Torre Eiffel.

Na data conhecida como A Noite de São Bartolomeu,* fanáticos católicos trucidaram seus vizinhos protestantes com uma violência incomum. Os assassinos mataram pessoas com quem conviviam, muitas vezes dividindo o mesmo edifício, com quem compartilhavam o cotidiano, com quem barganhavam o preço dos produtos no mercado da rua, pessoas cujos nomes, hábitos e ocupação eles conheciam bem e cujos filhos brincavam com seus filhos. Só dessa maneira os carrascos saberiam que este ou aquele vizinho não frequentava a missa. Não havia listas de moradores em lugar algum, as casas em Paris nem eram numeradas nessa época. Ninguém matou alguém que morasse num bairro distante. Houve quem aproveitasse a oportunidade para se livrar de uma esposa ou de um marido incômodo, protestante. Do mesmo modo, em tempos mais recentes, com a expulsão de judeus de cidades e aldeias no Leste Europeu, vizinhos se apropriaram dos imóveis ou comércios dos deportados. Entretanto, a despeito disso, uma

---

* Vale contar, sinteticamente, a sequência dos fatos: dezesseis anos após o Massacre de São Bartolomeu, em 1598, o rei Henrique IV, da França, promulgou o Édito de Nantes, que concedia aos huguenotes (protestantes) a garantia de tolerância religiosa. O catolicismo seguiria sendo a religião oficial do Estado, mas os calvinistas ganharam a liberdade de culto, pondo fim às assim ditas guerras religiosas no país. Quase cem anos depois, instigado por sua mulher, Madame de Maintenon, Luís XIV revogou o Édito de Nantes e os protestantes voltaram a ser torturados com especial ferocidade por padres e magistrados. Dois anos antes da Revolução Francesa, o Édito de Versalhes, de Luís XVI, restaurou parte das liberdades dos huguenotes, até que a Declaração Universal dos Direitos Humanos da Revolução resolveu definitivamente a questão.

parcela dos historiadores tende a atribuir a motivação central da matança apenas ao fanatismo religioso.

A simultaneidade dos massacres e a presteza, a precisão e a frieza com que eles aconteceram falam de um longo período de preparação silenciosa. Não havia previsão de data para que ocorressem ou um planejamento escrito que tivesse sido divulgado com os recursos de então. Um ódio subterrâneo que alimentava a fantasia dos católicos sobre os protestantes e sua animosidade contra eles dependeu somente de um apelo improvisado para explodir e se concretizar.

O acontecimento é apenas mais um que condensa a certeza de que homens comuns podem realizar matanças e de que o outro mais ameaçador costuma ser um vizinho bem conhecido, quase íntimo.

Quem sabe o que é melhor para cada um de nós?

Muitos não se pensam preparados para a construção solitária de um saber acerca de si mesmos. Não se acreditam capazes de tomar decisões próprias. Não imaginam que possam ser os melhores juízes para a eleição do que lhes fará bem. Enganam-se, porque valorizam em excesso as opiniões alheias ou esperam que o pai onisciente projetado num psicoterapeuta, num sacerdote, num líder político ou num livro de autoajuda solucione seus impasses. Imaginam que exista um suposto critério do que seja certo e errado nas resoluções referentes às relações amorosas, ao trabalho, às amizades, à melhor maneira de definir o destino das férias, a quais deveriam ser seus interesses ou a como ocupar o vazio dos domingos. Por um lado, receiam sofrer perdas, pois toda escolha implica uma renúncia. Levam tempo para perceber que o adiamento e a dúvida trazem prejuízos maiores. Sempre me ocorre a cena do adolescente que não convida a garota para dançar a fim de não correr o risco de ouvir um não. Nesse caso, ele na verdade garante o não por conta própria, antecipadamente. Ao não criar coragem para fazer o convite, ele se assegura de que não dançará com ela. Reside no apego a essa espécie de resultado uma das principais motivações dos nossos adiamentos e hesitações (de novo com ganhos obscuros e nada racionais).

Culturalmente, algumas figuras de autoridade ou determinados profissionais se voluntariam na corrida pela detenção do saber sobre o que seria melhor para cada um de nós. Instituições religiosas ou militares, ideólogos fanatizados, guias espirituais, mestres dessa ou daquela corrente mística e certos médicos ou psicoterapeutas pretendem possuir o saber que nos propiciaria uma vida melhor, com menos sofrimentos, menos angústias e perdas. Algumas disciplinas esotéricas se ocupam também do que nos espera após a morte.

A submissão a uma dessas teorias vindas de fora significa a desistência de pensar por si próprio e leva ao apego a uma "explicação" que deverá desabar ante a primeira adversidade de que ela não der conta. Muitos chegam a um psicanalista no exato momento em que uma concepção desse tipo cai por terra.

Não é difícil imaginar que o grau de submissão a um outro, ou seja, o grau de alienação de cada um em relação a si mesmo tenha estreita relação com o modo como o outro primeiro, aquele de quem o bebê de fato dependeu um dia, exerceu seu poder. Essa relação inaugural determina a medida da entrega aos outros todos a quem atribuímos nossas infelicidades, aos superiores hierárquicos, à eleição de certos outros como inimigos e à reverência ao líder tirânico que nos ama e que, portanto, sabe o que é melhor para cada um de nós.

A celebrada intuição feminina:
Uma breve introdução

"Por que será que nos cursos de psicologia ou de psicanálise temos, como nesta sala de aula, uma grande maioria de mulheres? Precisamos de uma explicação para isso, não? Em outras carreiras ou profissões a presença de mulheres tem sido crescente nas últimas décadas, mas em psicologia elas sempre prevaleceram. Alguma ideia?"

Silêncio. Um ou outro murmúrio tímido.

"Vamos andar mais um pouco. Vocês, mulheres, concordam que têm muito mais competência para a leitura do outro, para saber quando alguém está mentindo, para perceber o que alguém quer de vocês, ao passo que os homens parecem ter a visão mais embaçada, não percebem o que se diz nas entrelinhas, mal notam o que acontece à volta deles?"

Muitas risadas, quase todas (ou todas) as mulheres assentem, concordam. Os poucos homens exibem um meio-sorriso constrangido ou contemplam o vazio.

"E então, qual será a explicação para isso? Será que essa é a tal da intuição feminina, será que ela é genética? Qual será a explicação para essas diferenças?"

Novo silêncio e suspiros.

"Alguma de vocês tem irmão?"

"Sim", afirma pouco mais que a metade ou algo assim.

"Digam vocês, mulheres que têm irmão: ele — ou eles, caso tenham mais de um — foi de algum modo mais protegido, mais mimado, mais querido pela sua mãe? Ele era amado só porque existia, e vocês foram mais exigidas, mais criticadas, tratadas com mais rigidez? Pensem se foram preteridas em nome da preferência por ele, ou por eles se havia mais de um. Eles, os meninos, foram mais autorizados a fazer o que bem entendessem ou, por vezes, eram tidos como mais frágeis, volta e meia doentes, demandando mais cuidados? Afinal de contas, havia uma predileção por ele ou por eles? Algumas de vocês tinham uma ligação maior com o pai?"

Dessa vez o burburinho se transformou numa barulheira em meio à qual se ouvia aqui e ali um "sim, com certeza" e muitas risadas.

"Será que esse ambiente comparativamente mais hostil, mais exigente, fez com que vocês desenvolvessem mais instrumentos para a percepção das situações, mais recursos para enfrentar dificuldades, uma preocupação em corresponder às expectativas, na busca pelo amor que para eles parecia assegurado? E eles, portanto, não desenvolveram nenhuma capacidade para a percepção das nuances das situações simplesmente porque o ambiente para eles era mais seguro e estável? Será essa a tal da intuição feminina? Será essa a razão para que tenhamos mais psicólogas, que sabem desde sempre que algo não anda bem, nada é garantido, têm mais dúvidas, desconfiam mais das aparências, se interessam mais pelas relações e pelo outro? Será que as dificuldades maiores na infância amplificam essas qualidades a ponto de estarem por trás do sucesso de algumas cartomantes e videntes que não passam de mulheres capazes de fazer uma leitura apurada do outro?"

Os rostos refletiam surpresa e aprovação.

Eu propus esse gênero de reflexão não somente em cursos e seminários para psicanalistas, mas em grupos de discussão de casos clínicos (ao longo de décadas), aulas para graduandos de medicina, encontros com professores ou pais de alunos em escolas. A narrativa que fiz dessa provocação é exemplo do que sempre aconteceu, em todos os lugares, com pouquíssimas variantes, sem exceções.

Assim, com humor e leveza, o reconhecimento da preferência das mães (eventualmente, mas em menor proporção, também dos pais) pelos filhos de sexo masculino não despertava resistências.

Duas historietas sobre a capacidade de percepção e a atitude de desconfiança de um e de outro

Ele

Bruce Fink, em *Introdução clínica à psicanálise lacaniana*, imagina uma situação na qual um homem, que àquela hora deveria estar no trabalho, resolve tirar um tempo de folga e se põe a andar à toa pelo bairro onde vive. Em dado momento, ele avista a sua esposa na companhia de um estranho. O par inesperado está próximo da casa em que mora nosso amigo e parece dirigir-se para lá. O homem decide segui-los. A mulher e o desconhecido entram na casa. O marido espera um pouco, e entra também. Nota que sua esposa e o desconhecido que a acompanhava estão a portas fechadas no dormitório do casal. Nosso amigo se pergunta, intrigado, hesitante, se está sendo traído.

Ela

Num fim de tarde, a esposa de um homem de cerca de cinquenta anos encontra um par de brincos suspeitos no chão do boxe da suíte do casal.

"De quem são esses brincos? Você recebeu a visita de alguma mulher? Quem esteve aqui ontem?", ela pergunta, indignada, ao marido assim que ele chega em casa.

"Não sei, não sei de ninguém, não faço a menor ideia… Ah, pensando bem, a moça da limpeza esteve ontem aqui no quarto; eu a vi passando um pano no piso do boxe. Os brincos com certeza são dela. Devem ter caído enquanto ela trabalhava. Vou devolvê-los para ela amanhã."

À noite, os dois adormecem, a mulher aparentemente apaziguada pela explicação.

Quando amanhece, ao abrir os olhos o homem se depara com a esposa de pé, braços cruzados, cara amarrada, a seu lado, junto da cama.

"Você transou com a moça da limpeza?"

Diferenças entre os sexos

> *Repito que, por mais que tente transformar*
> *sua ausência em saudade e alojá-la*
> *dentro de mim com o carinho de uma*
> *filha de verdade, não dou conta de*
> *me desvencilhar de sua ambígua*
> *existência em minha vida, ou da*
> *minha ambígua existência na sua.*[1]
>
> Maria Esther Maciel

"Estou totalmente de acordo que as mães têm um caráter mortífero, especialmente nas relações com as filhas."[2] Essa fala pouco conhecida de Lacan é de 20 de junho de 1949 e teve lugar na Sociedade Psicanalítica de Paris durante uma discussão de casos de hipertireoidismo em que se aventava a possibilidade de haver um componente psicossomático na origem da doença. Lacan concorda com a afirmação de um dos psicanalistas presentes, René Held, de que as mães têm um caráter mortífero, em especial nas relações com as filhas. Held teoriza que essa situação seria fruto do movimento de emancipação das mulheres. Nisso, Lacan intervém dizendo que tal movimento era um fenômeno demasiado recente para estar na origem de um problema demasiado antigo.

(Quase) todos sabem que, na maioria expressiva das culturas que nos são mais próximas ou conhecidas, e ao longo de todos os períodos históricos, os filhos de sexo masculino foram e continuam sendo mais valorizados e protegidos. Não apenas, mas em especial, pelas mães, ainda que elas possam, em nosso tempo, ser feministas. Elas tendem, no mínimo, a ser mais rigorosas e exigentes com as filhas, repetindo, numa certa alienação, a conduta adotada um dia pelas mães que tiveram. Uma cumplicidade silenciosa com a geração anterior decreta a reprodução das mesmas posições e atitudes.

Considerações iniciais

Ao pensar em escrever sobre a predileção das mães pelos filhos em detrimento das filhas, noto em mim certo desconforto. Como se estivesse denunciando alguma coisa que deveria sempre permanecer nas sombras. Em seguida, eu me vejo encorajado a continuar ante a apresentação de um novo caso clínico ou de um atendimento em que escuto, na prática diária, como escutei infinitas vezes antes, a mesma narrativa e suas consequências.

Não sendo filha nem mãe, apenas reproduzo os relatos que ouvi em dezenas de milhares de atendimentos. Eu não deduzo as preferências a partir dos relatos. Eles chegam interpretados. São retratos feitos por homens e mulheres (na grande maioria das vezes mulheres), e aqui me refiro especialmente a relações estabelecidas e que se mantêm nos primeiros anos da infância. Há exemplos mais equilibrados, mas tendem a ser incomuns.

A discriminação entre os sexos é desmentida em inúmeras instâncias culturais, sociais e no âmbito familiar. Quando filhos provocam os pais e os interrogam sobre as evidentes predileções deles, o não reconhecimento dessa diferença tem certa equivalência com a cena em que um dos pais — ou ambos — não acredita numa narrativa de assédio ou de abuso, mais frequentemente sofrida e relatada por uma filha.

É radicalmente lógico que os projetos para cada filho, a despeito de qualquer variável, não possam ser iguais. No mínimo, eles nascem em momentos distintos da vida dos pais, só um pode ser o primeiro — mesmo entre gêmeos — e as expectativas em relação a eles terão uma diversidade ilimitada.

Durante a elaboração deste livro, a editora Todavia lançou *Essa coisa viva* de Maria Esther Maciel — de onde extraí a epígrafe deste capítulo. O romance consiste numa carta escrita pela filha para a mãe cruel que teve. A autora da carta tem um irmão que detinha a preferência da mãe. Foi como se o livro de Maria Esther também me autorizasse a prosseguir, embora suas revelações não fossem nada inusitadas ante o dia a dia da clínica.

Neste capítulo, apenas como um modelo didático, vou imaginar um casal convencional, pai e mãe de sexos diferentes, com um par de filhos de sexos diferentes, um menino e uma menina, definidos pelo aparelho genital que aparece nos ultrassons gestacionais ou como na sala de parto o obstetra nomeia para os pais o sexo do bebê. É o exemplo de que me sirvo quando em sala de aula pergunto às alunas se alguma delas tem irmão. A narrativa a seguir serve somente como uma referência para que se deduza como acontece a inscrição social e cultural da desigualdade de tratamento entre os sexos, a partir das relações familiares. Os lugares assinalados nesse núcleo imaginário terão ressonâncias coincidentes e repercussões semelhantes em todas as configurações de parentalidade e em todas as variações relativas ao número de filhos e à distribuição de sexos entre eles. Cada leitor poderá transpor para a sua experiência pessoal algo das linhas fundamentais que vou traçar.

A igualdade entre os sexos ainda não se infiltrou para valer no ambiente doméstico. Essa preferência pelos bebês (ou herdeiros) do sexo masculino se traduz, e vez ou outra pretende ser justificada, por termos como "proteção", "privilégio", "predileção", "cuidado", "afeição", "apego", "identificação", "afinidade", "admiração", todos eles interpretados pela criança (e por seus irmãos) como evidências de uma dedicação amorosa maior.

Há circunstâncias em que a preferência pelo menino é mais marcada, com efeitos mais extremados. Todos sabem de histórias em que o filho favorecido, amado apenas porque existe, se torna um indivíduo impotente ante os limites impostos pelas relações sociais, pelos vínculos afetivos e pelas exigências de uma carreira profissional. As modalidades de impotência compreendem situações diversas em que, respaldado pelos pais ou por um deles, ele atribui seus fracassos à má sorte, ou a fatores externos personificados por alguém ou devidos a contingências políticas e econômicas desfavoráveis. Os obstáculos crescentes da vida em sociedade a partir da adolescência levam alguns ao consumo de álcool ou de drogas, para poderem suportar as contrariedades. Eventualmente, o filho protegido, dispensado de seguir normas e regras, instado a acreditar que pode fazer suas próprias leis, desenha uma trajetória que inclui desde o pequeno transgressor na escola ao adulto tirânico, ou do mentiroso incorrigível que nunca assume erros ao desatinado violento que tudo se permite.

Em contrapartida, todos sabem de histórias em que a filha preterida, sujeita a restrições maiores, por conta do ambiente comparativamente mais hostil desenvolve os recursos necessários para os desafios da convivência social. Terá mais iniciativa também para a construção de um caminho profissional independente, com mais tolerância e flexibilidade para os impasses e adversidades inerentes à vida adulta.

Aqui me lembro de um atendimento em que uma jovem quis trazer os pais ao consultório na esperança de que eles reconhecessem diante de alguém de fora (eu, no caso) os privilégios que concederam ao irmão, um pouco mais novo do que ela. Eram menos exigentes com ele, ao passo que ela era a filha "perfeita". A perfeição, que à primeira vista parecia um elogio, tinha o efeito de uma cobrança, de uma demanda a ser atendida. Entre os dois, ambos com algum percurso profissional, ela era, certamente, a mais bem-sucedida. E ela dizia que, apesar da angústia antiga, sempre presente, por ter sido a preterida, "no limite preferia estar do lado de cá", ou seja, de quem tinha de fato — e apesar de seu custo — mais recursos para lidar com as dificuldades do cotidiano. A proteção oferecida ao irmão tinha sua vertente paradoxal, pois ele se expunha mais a riscos, como, por exemplo, ao ter sido autorizado a dirigir antes da maioridade. Nessa linha — que não se restringe a infrações de trânsito —, atendi vários jovens que ganharam um carro novo depois de terem provocado um, dois ou mais acidentes.

Sabemos que em casos comuns das duas situações, de amor ou desamor, o filho querido, se não for muito frágil, se pensa credor, livre para se distanciar dos pais, e a filha endividada, na expectativa de conseguir um reconhecimento — improvável —, se dedicará a cuidar dos pais e, acima de tudo, da mãe rigorosa e exigente.

A preferência pelo sexo masculino ganha contornos distintos em diferentes culturas. Ela se faz presente nas diversas formas de patriarcado, nas expressões tóxicas da masculinidade, no machismo renitente, nas proibições e limites de toda natureza impostos às mulheres ao longo da história que, em vários lugares, se estendem — opressivos — aos dias atuais. A pretensão de controlar os corpos, as iniciativas, a presença e a atuação das mulheres na sociedade parece ser a finalidade central dos fundamentalismos religiosos, muitas vezes instalados em governos teocráticos.

O controle dos corpos e escolhas das mulheres também ocupa as agendas dos fascismos — alimentando a masculinidade enamorada da violência e da misoginia —, e as pautas de costumes que buscam remediar a ausência de projetos políticos, econômicos e sociais consistentes e expressivos.

Medida por medida — uma das comédias sombrias —, escrita por Shakespeare entre 1603 e 1604, revela como a sua época foi apenas uma ponte de passagem desimpedida entre o lugar da mulher estabelecido muitos séculos antes dele e as vontades dos fanáticos religiosos e dos fascistas de hoje.

Vicentio, duque de Viena, declara que precisa viajar em missão diplomática e deixa Angelo, um juiz severo, governando a cidade em seu lugar. O juiz decide condenar à morte um jovem, Claudio, pelo crime de ter engravidado sua noiva, Julieta, pouco antes do casamento, que tinha sido adiado por complicações burocráticas.

A irmã de Claudio, Isabella, uma noviça a caminho de se tornar freira, procura o juiz para pedir a ele que poupe seu irmão. Diante daquela mulher casta, o desejo do magistrado por ela cresce a ponto de ele lhe propor a libertação de Claudio se a noviça lhe entregasse a sua virgindade.

Pouco tempo antes, o juiz havia se recusado a desposar sua própria noiva, Mariana, porque o dote dela se perdera no mar.

Depois da audiência, Isabella envia um recado a Angelo comunicando-lhe que decidira ceder a seus ímpetos lascivos desde que o encontro entre eles acontecesse em completa escuridão e silêncio.

Na noite combinada, o juiz pensa estar na cama com a noviça quando na verdade quem lá está é Mariana, sua ex-noiva. Pelas leis vienenses adotadas pelo próprio Angelo, ele comete o mesmo crime que Claudio, ou seja, tem relações sexuais com uma mulher antes do casamento.

A lei da cidade também prevê que, com a relação sexual concretizada, o casamento dos noivos se consuma, valendo a regra tanto para Angelo, o juiz, e Mariana quanto para Julieta e Claudio.

Por meio de um humor dramático, Shakespeare denuncia, pelas atitudes do juiz, a corrupção e a hipocrisia do sistema patriarcal, dos falsos moralistas que propõem princípios conservadores em público para protegerem as transgressões em sua vida privada (o aborto é um bom exemplo). A história recente tem mostrado que nenhuma quantidade de escândalos devidos a práticas sexuais perversas reduz, de maneira significativa, o poder de atração de instituições religiosas tradicionais ou de ocasião, ou de governantes sabidamente delinquentes e obscenos.

Angelo — nome irônico — quer ter relações sexuais com Isabella, a noviça, sem que ela o deseje, ao contrário de Julieta, que amava Claudio. Além de repetir o "pecado" de Claudio, a intenção de Angelo se aproxima do estupro, imposto a Isabella para que seu irmão seja salvo.

Nas sociedades patriarcais a honra de uma mulher depende de seus atos, e também dos atos dela pode depender a honra de um homem. A virgindade de Isabella é, para Angelo, uma garantia de sua "honra", pois ele possuirá uma mulher que não teve outros homens. A contenção da mulher, as restrições à sua liberdade, o controle sobre sua sexualidade servem, nas sociedades repressoras, para garantir uma suposta dignidade do homem.

Shakespeare também revela que o moralismo conservador incentiva a violência, em vez de evitá-la.

A montagem e a perpetuação dessa estrutura começam na esfera doméstica. Ela origina, em casa, as posições relativas de homens e mulheres no ambiente cultural, público.

A desigualdade entre os sexos no projeto dos pais para os filhos tem importância na construção das diferenças psíquicas mais habituais entre homens e mulheres. Um esboço dessas diferenças aparece na brincadeira em sala de aula e nas duas historietas que precedem este capítulo.

Não é por acaso que certos comprometimentos psíquicos, como as perversões e as psicoses, são mais frequentes em homens. O mesmo vale para o autismo e o assim chamado TDAH. Não é por acaso que são homens os assassinos que dão nome às tragédias de Shakespeare: Macbeth, Ricardo III, Otelo, Coriolano, Timão de Atenas (como são todos do sexo masculino os jovens que promovem chacinas nas escolas norte-americanas). As tentativas de explicações genéticas nunca chegaram a nada convincente.

O vínculo em geral mais estreito entre a mãe e um filho do sexo masculino pode, vez ou outra, ganhar cores muito intensas, traços de uma verdadeira simbiose, remetendo, de um ponto de vista *simbólico*, *figurado*, a uma relação incestuosa.

O incesto

Você disse numa entrevista, com muita naturalidade, como se fosse algo trivial, que a psicose é fruto do incesto. Essa fala é quase obscena, porque não se diz isso em público. Mas eu vi psicose de perto e sei que é isso mesmo. É por isso que estou aqui.

De alguém que atendi um dia

Eu estava assistindo a um filme na televisão. Passava a cena de um julgamento. O juiz disse: "Vamos fazer um recesso para o almoço". Desliguei a televisão e fui almoçar.

Relato de um analisando

A interdição do incesto funda, delimita e organiza os vínculos em todos os grupos humanos. A interdição do incesto, em suas diferentes modalidades, é condição essencial para a instituição do casamento, da família, das relações de parentesco e da vida em sociedade.

A interdição do incesto marca a passagem da natureza à cultura. Para que uma ordem social se estabeleça, as relações entre os sexos devem obedecer a certas regras. Um homem não pode ter relações sexuais com sua mãe, sua irmã ou sua filha, nem com seu pai, seu irmão e seu filho. A mesma norma se aplica, de maneira simétrica, às mulheres.

Dessas diretrizes fundamentais decorrem limitações adicionais: um adulto não pode ter relações sexuais com nenhuma criança; um homem não pode ter relações sexuais com uma mulher sem seu consentimento ou em situações desfavoráveis à intimidade: por exemplo, em público, no trabalho ou diante de crianças.

Médicos, sacerdotes, psicanalistas e babás bem sabem que a violação da barreira do incesto é mais comum do que se imagina. O incesto em suas diferentes variantes resulta sempre, para quem está na posição vulnerável, num comprometimento psíquico expressivo. As gradações da transgressão se desdobram, abarcando desde relações sexuais concretas a falas e olhares que denunciam um desejo contido.

As proibições podem variar entre diferentes culturas, mas a inadmissibilidade do incesto entre mãe e filho é universal.[1] O descumprimento dessa interdição fundamental poderá levar a uma dissolução dos laços sociais que dela decorrem e, por conta da gravidade dos danos psicológicos resultantes, deduzimos que ela constitui a transgressão maior.

As psicoses

Os grandes diagnósticos em psicanálise são, essencialmente, três: as psicoses, as neuroses e as perversões. Como a definição das neuroses foge da finalidade deste livro, criei um apêndice em que os não psicanalistas poderão ler um esboço dessa estrutura que abrange a grande maioria dos seres humanos.

Em alguns cenários, um bebê é situado como objeto de completude integral da mãe. Ele tampona, do ponto de vista psicológico, todas as suas faltas, significa, para ela, a plenitude. A mãe deixa de ter um olhar interessado, desejante, para o pai, para outras pessoas ou projetos. Ela estabelece com o bebê uma espécie de simbiose que remete, ainda que de uma perspectiva simbólica, figurada, a um laço incestuoso, a uma fusão, à concretização na fantasia do amor ideal: a transformação de dois em um. Por conta da diferença de valorização entre o sexo masculino e o feminino — como já vimos —, os bebês enredados nessa trama simbiótica são, em sua quase totalidade, meninos. Na entrega maciça ao outro, o bebê não terá a oportunidade de se apoderar de seu organismo para constituir um corpo seu, próprio, destacado do outro: é a partir dessa apropriação, quando ela acontece, que somos capazes de dizer "meu corpo", "meu braço", "minha perna", e assim por diante. Nessa mesma linha, a criança poderá aprender a falar, mas também não será inteiramente dona do que diz. Podemos afirmar que ela será habitada pela linguagem, sem — assim como acontece em relação ao corpo — se apropriar inteiramente dela.

Essa breve síntese — que contém uma grande e inevitável simplificação — descreve a formação das psicoses, presentes na prática clínica com ampla prevalência no sexo masculino.

A "ausência ou exclusão da paternidade" — que é a outra face da fusão com a mãe — se manifesta de modos diversos em cada história familiar. Essa "ausência de paternidade", aqui, se refere a uma operação lógica que acontece no psiquismo materno. Não depende da presença ou ausência de um "papai" de carne e osso. A psicose ("esquizofrenia" seria o termo equivalente) se estabelece quando, a partir do lugar que ocupa, um bebê complementa, sutura, supre todas as faltas da mãe.

Lacan foi quem, com base em Freud, deu o passo decisivo para a construção da teoria da constituição das psicoses. Essa é a teoria escrita em bibliotecas de psicanálise e é assim que psicanalistas falam sobre psicoses nos textos, nas teses, nos congressos e, em voz baixa, nas mesas dos cafés.

Como se lê na primeira epígrafe deste capítulo, os psicanalistas que atendem psicoses na clínica sabem bem que a teoria do incesto como causa é irrefutável.

(A psiquiatria segue na busca das origens das psicoses por caminhos muito diversos: com investimentos milionários, persegue origens genéticas, alterações anatômicas ou bioquímicas sem ter chegado a mais que supostos indícios e pistas inconsistentes. Em psiquiatria, o diagnóstico se faz na vigência de um "surto" ou de uma "crise", quando, por exemplo, alguém tem alucinações ou ouve vozes. O psicanalista sabe que a estrutura psíquica da psicose se cristaliza na primeira infância. Portanto, o diagnóstico e a terapêutica divergem, resultando em nomeações e condutas bastante distintas. Muitos psicóticos, na ausência do "surto", são os "bipolares" ou "borderlines" da psiquiatria. A busca de uma causa orgânica, considerando a psicose uma doença como um diabetes ou uma deficiência hormonal, desvincula o paciente de sua história, o que aconteceu com ele em casa desde a infância não conta. Também nisso reside a sedução que a causa genética ou orgânica exerce para os pais de uma criança com um comprometimento psicológico importante. Nessas teorizações biológicas, um ambiente doméstico violento ou condições sociais e econômicas precárias aparecem por vezes apenas como fatores adicionais.)

Quando um jovem no final da adolescência tem uma perturbação psíquica em que apresenta delírios ou alucinações, ouve vozes, exibe alterações de identidade, contempla ou de fato tenta o suicídio, psiquiatras, psicólogos e psicanalistas diagnosticam psicose, sem muita dificuldade. Trata-se do momento do assim chamado "surto" ou crise. Esses jovens costumam passar por "normais" durante os anos precedentes. Vez ou outra eles eram mais tímidos, foram alvo de bullying na escola, e por conta de uma dificuldade nos estudos ou nas relações ganharam, eventualmente, o diagnóstico de TDAH, de inserção no espectro autista ou de depressão. (TDAH e depressão tiveram um aumento explosivo nas últimas décadas porque para eles existe, supostamente, uma medicação adequada. A ampliação do diagnóstico de autismo também teve um crescimento exponencial com a criação do conceito de espectro.)

Vários desses jovens faziam alguma psicoterapia ou frequentavam um psiquiatra antes da crise. A partir de uma certa idade, o número de problemas a serem superados pelo adolescente aumenta: o ambiente social passa a ser mais competitivo, surge o interesse ou a cobrança por uma relação amorosa, anuncia-se a dificuldade de ingresso (ou de permanência) num curso superior e se impõe a escolha de uma profissão. Diante da complexidade crescente dos obstáculos e das exigências, e de uma redução progressiva da proteção oferecida pelo ambiente doméstico, o jovem que na verdade já era um psicótico desde a primeira infância não tem recursos psíquicos para responder aos desafios. Ele se desarticula, se desorganiza e passa por um colapso psicológico a que chamamos de "surto". Muitas das chacinas ocorridas em escolas nos Estados Unidos foram perpetradas por jovens acometidos pelo primeiro surto: tais casos poderiam ser interpretados como suicídios precedidos de uma série de homicídios.

Nosso desafio é fazermos o diagnóstico da estrutura antes da tragédia. E ele é possível. Em quase todos os casos os indícios existiam, as tragédias eram anunciadas, como lemos nas matérias dos jornais.

O vínculo "incestuoso" que resulta na psicose semeia pistas desde a infância. Entre algumas delas, encontramos a dificuldade que crianças ou adolescentes têm de compreender metáforas, fazer inferências, perceber duplos sentidos e ambiguidades; uma certa ingenuidade resultante da compreensão literal de palavras e frases é causa frequente do bullying sofrido por essas crianças; uma pobreza de relações sociais e timidez excessiva pela precariedade na compreensão do que corre sob a superfície dos vínculos, dificuldade com práticas esportivas, fruto da não apropriação do corpo; atração por álcool e drogas na adolescência, identificação por vezes fusional com personagens de livros ou filmes (como na segunda epígrafe acima); nada rara é uma inteligência muito superior à média, com interesses inusitados; eles podem ser bons escritores, bons desenhistas, eventualmente elaborando temas incomuns, por vezes violentos. Nada disso isoladamente caracteriza uma psicose. Mas algo desse conjunto, associado a uma certa estranheza que permeia o atendimento, como falas sem nenhuma censura, muitas certezas e poucas interrogações, modos surpreendentes, atípicos — e precisos — de leitura de pessoas ou situações, e uma história de alguma evidência de uma afinidade desmedida com a mãe e indícios de uma paternidade "frágil" servem como sinais de alerta.

Diz Freud: "Se atiramos ao chão um cristal, ele se parte, mas não em pedaços ao acaso. Ele se desfaz segundo linhas de clivagem, em fragmentos cujos limites, embora fossem invisíveis, estavam predeterminados pela estrutura do cristal. Os doentes mentais são estruturas divididas e partidas do mesmo tipo".[2]

A busca de uma causalidade molecular ou genética seguirá andando em círculos, pois estamos na situação clássica em que o assim dito transtorno não se localiza num "defeito" fisiológico, mas num dos inúmeros casos do efeito de uma história — em outras palavras, da linguagem no sentido mais amplo — sobre o organismo. Como na psiquiatria biológica não se reconhece a origem não orgânica, no momento do surto, tido como início da psicose, a sua causa é atribuída a circunstâncias de ocasião, como o consumo de drogas, de álcool, ou a alguma contrariedade existencial importante. Esses fatores desencadeantes na verdade atuam sobre uma estrutura psíquica suscetível, presente desde a infância. Se não for assim, qual era o diagnóstico desses jovens antes do surto?

O ambiente incestuoso

Para além do incesto estrito, metafórico, entre mãe e bebê, o ambiente familiar, doméstico, pode abrigar uma atmosfera incestuosa. A experiência clínica diária nos mostra que não é somente um ato sexual propriamente dito que constitui a invasão da privacidade (e integridade) física ou psíquica de alguém. Inúmeros equivalentes do incesto não são nada incomuns. Essas ligações de submissão extrema impedem ou dificultam separações, a construção de uma subjetividade individual, levando ao prolongamento da dependência da criança, ou à infantilização do adolescente e do futuro adulto. Estamos diante de vínculos que demandam exclusividade e impedem ou dificultam a abertura para relações exogâmicas — com pessoas de fora do estreito círculo familiar.

O ambiente incestuoso se expressa muitas vezes por um apagamento da privacidade dos moradores da casa. A intimidade do outro é devassada, "penetrada" simbolicamente.

A construção do erotismo depende de determinadas fantasias que excluem, idealmente, os corpos dos parentes e cuidadores mais próximos. Como já vimos, existem ambientes em que, em nome de uma suposta "modernidade", uma certa discrição é tida como algo ultrapassado, de gerações "antigas". Esse tipo de convivência sem restrições tende a desfazer precocemente alguns dos mistérios que, uma vez desvendados, levam as crianças à descoberta da sexualidade.

Dependendo da recorrência e da proximidade física com que esses hábitos se desenvolvem, teremos os sintomas que decorrem deles. Ainda que a fusão de corpos aconteça apenas mediante olhares, ela resulta em crianças agitadas, ansiosas, com dificuldades de concentração, candidatas ao diagnóstico de deficiência de atenção e hiperatividade: são na maioria dos casos crianças corporalmente estimuladas que não têm, pela idade, canais apropriados para a dissipação da energia que lhes é transferida. Uma sexualização precoce é bastante comum.

Mais tarde, além de sintomas genéricos como desajustes na vida sexual ou angústias, muitos psicanalistas identificam e situam essas configurações familiares incestuosas ou endogâmicas na origem de doenças psicossomáticas.

A perda da privacidade, a desmontagem da fronteira entre o que é íntimo e o que se compartilha, simboliza bem as relações domésticas de dominação e de poder que, por extensão, são as características marcantes dos regimes totalitários.

O incesto permitido

Ao Messias, o incesto é autorizado.

Houve ao menos uma instância em que textos religiosos abriram exceção à interdição fundamental do incesto. Sabbatai Zevi, um rabino cabalista nascido em 1626 na Turquia, dizia ser o Messias esperado pelos judeus. Um discípulo, Nathan de Gaza, disseminou suas ideias pelo Oriente Médio. Nathan afirmava que as leis bíblicas que proibiam o incesto se aplicavam somente ao mundo inferior de Adão e seus descendentes. Nas esferas superiores, banhadas pela emanação divina, não existia relação que pudesse ser chamada de incestuosa. O tabu do incesto impossibilitaria as uniões elevadas; ante a suspensão mística da proibição do incesto, o homem se uniria ao Criador no mistério do mundo paradisíaco. O homem perfeito não peca, a despeito das aparências contrárias. Para os homens perfeitos não há leis, não há limites.

Os textos de Nathan de Gaza são exemplos de antinomianismo: eles consistem em pontos de vista em que homens santos, dedicados à fé (segundo eles mesmos, evidentemente), não precisam cumprir as leis religiosas. Eles podem também se opor no terreno secular à legalidade, representada pelas leis e normas morais ou sociais. O antinomianismo é uma autorização para o pecado, sem que ele tenha consequências.

O termo foi cunhado pelo reformador protestante alemão Johannes Agricola, por volta de 1548. Argumentos sobre antinomianismo permeiam praticamente todas as grandes correntes e as menores seitas religiosas que delas derivam: católicos, protestantes, muçulmanos, budistas, hinduístas e judeus discutem há séculos as transgressões das leis religiosas, tidas ora como justas ora como heréticas.

Não há como não pensar em sacerdotes de toda espécie que se consideram acima das leis ditas sagradas, propagam as leis civis que violam e delas se julgam dispensados, sem que por isso percam números expressivos de fiéis. A mesma analogia vale para os governantes e políticos que gozam, legalmente, de certa imunidade jurídica. Gozam na imunidade, gozam da imunidade, gozam da impunidade, e por ela são admirados por muitos, como os santos de uma casta protegida, autorizada a pecar.

Quando pensou em estabelecer uma ética para a psicanálise, Jacques Lacan trabalhou os efeitos dos atos de uma geração sobre as gerações subsequentes de uma família. Para elaborar o tema, ele recorreu aos enredos das tragédias gregas. Antes de Lacan, Freud já havia retomado o mito de Édipo para refletir sobre o desenvolvimento dos vínculos entre pais e filhos. A história de Édipo contém as consequências do incesto, a tendência ao cumprimento das profecias — projetos — que deslizam pelas linhagens familiares, as repetições impostas a cada geração pelos segredos ou pelos não ditos que pretendem proteger a imagem dos antepassados.

Ao refletir sobre os fascismos e a paixão de seus seguidores pela mentira, caminhamos pelo terreno dos dilemas éticos e dos temas que marcam o psiquismo por meio dos nossos romances familiares.

As tragédias gregas são, por excelência, a representação dos conflitos inevitáveis e insolúveis do romance de cada um de nós. Elas apresentam, na maioria das vezes a partir de histórias da mitologia, os frutos das paixões humanas que resultam em desfechos sombrios ou desastrosos.

As tragédias I

O que o sujeito conquista na análise é sua própria lei. Essa lei é, primeiramente, algo que começou a se articular antes dele nas gerações precedentes [...] e que não é menos parente da desgraça.

Jacques Lacan

Existe uma peça teatral que, como nenhuma outra, há quase 2500 anos enfeitiça uma plateia permanente de filósofos, prosadores, poetas, dramaturgos, críticos literários e compositores. Numa síntese espantosa, ela concentra os infortúnios inerentes às relações familiares e a possibilidade de resistência contra as tiranias. Tida por Hegel como a mais sublime das obras criadas pela humanidade, *Antígona* revela os efeitos das transgressões que corrompem as linhagens familiares. Como maldições, elas alimentam os desvios éticos, as escolhas desprezíveis e os laços perversos que, tentadores, nos espreitam: assim, Antígona nos contempla e nos arrasta para a trama da peça, não como espectadores, mas como personagens. A tragédia é sobre cada um de nós.

Ao pensar na definição de uma ética para a psicanálise, Lacan chamou Antígona para o centro do palco, que até então havia sido ocupado pela presença de Édipo no ensino de Freud.

Antígona também trata da dissolução da fronteira entre as esferas privada e pública da vida. O apagamento desse limite produz uma névoa densa entre verdade e mentira e define os regimes totalitários: eles pretendem saber e controlar o que pensamos em nossa intimidade e o que fazemos dentro de nossas casas.

Numa estimativa grosseira, passa de trinta o número de óperas e balés dedicados a *Antígona*, e a quantidade de reescrituras do drama em forma teatral, de poesia ou de prosa supera a casa das centenas. Muito longe de esgotar o tema, somente numa pincelada, vale lembrar que, de um modo ou de outro, se dedicaram com paixão a *Antígona* Hölderlin, Kierkegaard, Goethe, Virginia Woolf, Bertolt Brecht e, mais recentemente, Jean Cocteau e Judith Butler. Entre os psicanalistas, Julia Kristeva publicou "*Antígona*, o limite e o horizonte", a que voltaremos adiante. Segundo George Steiner, autor da obra definitiva sobre a história da peça e sobre os textos e estudos que ela inspirou, hoje, agora mesmo, em algum lugar do mundo, alguém está escrevendo sobre *Antígona*.

(Não é exagero. Desde que iniciei o estudo da peça para este livro, não passa um dia sem que eu receba um artigo acadêmico recém-publicado sobre a tragédia.)

Na Grécia antiga, a cidade de Atenas gastava mais na produção das tragédias do que na manutenção da frota naval. Quando essa despesa começou a comprometer o orçamento da cidade, o público passou a pagar pelos ingressos. Uma competição para eleger a melhor tragédia acontecia, anualmente, durante as festividades em homenagem a Dionísio, o deus do vinho e do teatro, símbolo de tudo que era caótico, perigoso e inesperado, de tudo que escapava à razão e só podia ser atribuído à ação imprevisível dos deuses. Atenas contava com cinco grandes festivais dionisíacos por ano, entre o final do inverno e o início da primavera. Eles tinham um caráter político e de comunhão entre os diversos estratos da sociedade, proporcionando uma convivência de que podiam tomar parte, com certa liberdade, até mesmo escravos e mulheres. E nesses festivais crianças de mais de três anos já provavam a primeira dose de vinho.

Antígona foi escrita por Sófocles em torno de 441 a.C. Chegaram até nós somente sete das 120 peças de sua autoria. Sófocles teria participado de cerca de trinta competições e, de acordo com documentos da época, venceu 24 delas. Nas demais, ele teria ficado com o segundo lugar.

Aristóteles, em sua *Poética*, afirma ser uma das funções da tragédia a produção da catarse, um fenômeno de purificação que atinge o herói e a plateia, a qual, afetada pela compaixão e pelo medo, sairia mais aliviada da apresentação do espetáculo. Catarse tem parentesco com os primórdios da psicanálise — com o método catártico —, quando Freud descobriu que as consequências — ou os sintomas — de um trauma ocorrido no passado podiam ser aliviadas ou suprimidas a partir de sua lembrança e expressão pela fala.

A linhagem de Édipo

Embora tenha sido, curiosamente, a primeira a ser escrita, *Antígona* é a última parte da assim chamada trilogia tebana de Sófocles.

Em *Édipo Rei*, o drama que abre o ciclo, Laio, herdeiro da linhagem dos Labdácidas, casado com Jocasta, reinava sobre Tebas. Como a mulher não conseguisse lhe dar um sucessor para o trono, Laio viajou secretamente para Delfos a fim de saber o que o oráculo mais famoso da Grécia teria a dizer sobre o seu futuro.

As palavras "Delfos" e "útero", em grego, compartilham o mesmo radical. O lugar era considerado o centro do mundo. Aos pés do monte Parnaso, a pitonisa, uma mulher idosa em vestes brancas, enunciava as profecias: ela se comunicava com Apolo num transe provocado pela inalação dos vapores que se erguiam de uma fonte próxima.

Em sua solidão, podemos imaginar o espanto de Laio ao ouvir que um dia seria assassinado pelo filho que viesse a ter com Jocasta.

Laio voltou a seu palácio em Tebas decidido a não ter herdeiros. Porém, uma noite, num gesto independente e impulsivo, Jocasta embriagou o parceiro, eles tiveram relações sexuais, e, pouco tempo depois, ela anunciou a gravidez. Quando o menino nasceu, Laio, para impedir que a profecia oracular se cumprisse, encarregou um servo de levar o bebê para fora da cidade e abandoná-lo, com os pés atados, no alto do monte Citéron. A tempo de salvá-lo, um pastor o encontrou, deu-lhe o nome de Édipo — o de pés inchados — e o levou para Corinto, cidade próxima, onde reinavam Políbio e Peribeia, que, por não terem filhos, o adotaram.

Édipo cresceu sem saber que era filho adotivo. Certa manhã, adolescente, andando pelo mercado da cidade, ele foi instigado por um desconhecido a viajar para Delfos, a fim de saber sobre seu destino. Intrigado com aquele encontro, resolveu percorrer a longa distância que separava Corinto do célebre oráculo. Lá, junto do grande templo de Apolo, no lugar onde Laio estivera um dia, o jovem Édipo, paralisado, ouviu da pitonisa a previsão de que ele mataria o próprio pai e desposaria a mãe.

Horrorizado, para escapar aos maus presságios, Édipo fugiu de Corinto sem avisar ninguém. Andava por um desfiladeiro estreito na estrada que levava a Tebas, quando chegou a uma encruzilhada onde se viu frente a frente com Laio — para ele um estranho. Discutiram acaloradamente para decidir de quem seria a preferência de passagem. Laio usou da força para seguir adiante primeiro e sua carruagem passou por cima dos pés de Édipo. Enfurecido pela dor, ele derrubou Laio, que, ao cair, ficou preso entre os arreios dos cavalos. Édipo chicoteou os animais e estes, em disparada, arrastaram Laio até a morte.

Após o episódio, aproximando-se de Tebas, Édipo conseguiu decifrar o enigma que uma esfinge assustadora, plantada na entrada da cidade, propunha aos viajantes. Os que não achassem a solução eram devorados por ela. Vencida pela resposta acertada de Édipo, a esfinge se atirou no vale existente às portas de Tebas e desapareceu. Como prêmio por ter livrado a cidade do monstro que a aterrorizava, Édipo recebeu, em casamento, a mão de Jocasta, que naquele momento vivia o luto pela morte recente do marido.

De sua união, Édipo e Jocasta tiveram duas filhas, Ismene e Antígona, e dois filhos, Etéocles e Polinice.

Anos depois, ante a descoberta do incesto entre mãe e filho, revelado pelas palavras de um vidente cego, Jocasta, em desespero, se suicidou, e Édipo, tendo furado os próprios olhos, se exilou voluntariamente em Colona, cidade próxima de Tebas. Creonte, irmão de Jocasta, assumiu o governo provisório de Tebas até que os filhos do casal atingissem idade suficiente para ocupar o trono.

Somente Antígona acompanhou o velho pai em seu desterro, onde ele morreu, misteriosamente, num bosque nos arredores da cidade. Em razão do assassinato de Laio e do incesto, Édipo havia sido repudiado por seus dois filhos, e antes de abandonar Tebas ele os amaldiçoou.

Mais tarde, no momento em que já poderiam exercer o governo, os filhos de Édipo concordaram em se alternar, a cada ano, no trono de Tebas. Entretanto, no fim do primeiro período de reinado, Etéocles se recusou a ceder o lugar para o irmão.

Nesse meio-tempo, Polinice havia se retirado para Argos, na região nordeste do Peloponeso, onde se casara com a filha do rei. Diante da deslealdade de Etéocles, ele reuniu um exército e atacou Tebas. Etéocles e Polinice se enfrentaram no campo de batalha e travaram um combate corpo a corpo, ferindo-se mortalmente.

Édipo: Alguns aspectos clínicos

Édipo é a prova de que a esterilidade de Laio e Jocasta não era orgânica. Jocasta engravidou sem levar em conta o desejo de Laio. A paternidade frágil, fruto da decisão solitária de Jocasta, possibilitou que Laio abandonasse o filho à própria sorte.

A esfinge que atormentava a cidade propunha um enigma que tinha a ver com pés: "Quem é que, dono de uma única voz, tem, ora dois, ora três, ora quatro pés e é tanto mais fraco quanto mais pés tiver?". Édipo teria uma pista sobre sua história se tivesse procurado desvendar a origem de seu nome. A ira que o levou a matar o pai foi desencadeada quando as rodas da carruagem de Laio feriram os pés do jovem. Assim são as histórias familiares: cheias de rastros, indícios e situações a um tempo significativos e misteriosos.

Édipo vai ao encontro de seu destino exatamente quando busca evitá-lo. Mata o pai por ignorar sua própria história. Não sabe da adoção. O destino é o inesperado que se articula nas gerações anteriores e surpreende, apesar de cumprir o que se anunciava. A tragédia causa horror e paralisia, pois, no instante em que se consuma, revela o encadeamento lógico que a tornava inevitável. [...]

Édipo não é trágico por ser assassino ou incestuoso, mas por imaginar que a fuga evitaria a desgraça. Por perseguir no exterior as respostas que moravam adormecidas em sua intimidade.[1]

As tragédias II

Antígona, a peça

Com a morte dos irmãos Etéocles e Polinice, Creonte voltou a ser o regente da cidade. Para Etéocles, que lutou em defesa de Tebas, ele providenciou um sepultamento com honras de herói.

Quanto a Polinice, que defendeu Argos, uma cidade inimiga, Creonte proibiu que se prestassem os ritos fúnebres a ele. Como se tratava de um traidor, seu corpo deveria ser abandonado aos elementos, aos cães e aos abutres. Quem ousasse enterrá-lo seria, inapelavelmente, condenado à morte.

Em torno desses acontecimentos começa a jornada de Antígona, a mulher obstinada, decidida a fazer o que pensava que tinha de ser feito, sem medir as consequências.

Como não conseguisse a cumplicidade da irmã hesitante, Ismene, Antígona resolveu se despedir do irmão insepulto numa cerimônia solitária em que cobriu seu corpo com alguns punhados de terra.

Creonte cumpriu a palavra: denunciada por seu ato, Antígona foi emparedada viva numa caverna. Ao se ver em seu sepulcro, ela se suicidou. Hemon, seu noivo, filho de Creonte, se matou em desespero pela perda da futura esposa. Eurídice, mulher de Creonte, se matou ante a notícia da morte do filho Hemon. Ismene, irmã de Antígona, que diante das ordens de Creonte não agiu, titubeou, não fez escolhas, enlouqueceu.

Assim, a descendência de Édipo se encerrou na geração de seus filhos. O nome Antígona comporta seu destino de morrer virgem, sem nem mesmo chegar a se casar. Antígona significa "contra a gônada, o germe, a geração".

As reverberações da peça

O diálogo entre Antígona e Creonte, cena central do enredo, contém os versos que alimentaram as fantasias e os debates que tornaram a peça única, tanto na história da literatura em geral quanto entre as artes cênicas em particular. O diálogo, tido ainda como nada menos que o nascimento da filosofia, contempla os cinco conflitos fundamentais que afligem o ser humano: entre o homem e a mulher, entre a juventude e a maturidade, entre o indivíduo — com seus laços familiares — e a comunidade ou o Estado, entre o mundo dos vivos e o dos mortos, entre os mortais e os deuses. Esses impasses são reveladores das posições que assumimos perante alguns "outros" essenciais. A estrutura e o alcance de tais desafios têm sua vertente íntima, definida pela história de uma linhagem familiar, e também um caráter universal, em virtude de suas repercussões na pólis, na cidade, no ambiente público. *Antígona* articula as questões de filiação e as dimensões sociais, metafísicas, ritualísticas e eróticas da relação que temos com o outro individual e com o outro coletivo, grupal, comunitário.

Como lembra Steiner, a aproximação entre o homem e a mulher contempla as duas antinomias da física: a fusão e a fissão. Aqui, a fusão incestuosa é absoluta: Antígona é filha e irmã de Édipo e filha e neta de Jocasta. A fissão resultante do incesto é devastadora, pois leva à extinção prematura e sem filhos da linhagem que dela advém.

Antígona é a mulher que resiste à tirania — representada por Creonte. Antígona é a mulher que ousa desafiar o tirano numa sociedade em que às mulheres se reservava um papel secundário. Numa de suas faces, Antígona é também uma precursora do feminismo.

Antígona protagoniza a mais solitária das jornadas. Entre a lei dos homens, da cidade, do outro, de Creonte, e as leis divinas, imemoriais, não escritas (o ritual fúnebre é um dos traços que definem a condição humana), Antígona preferiu a lei dos deuses, existente desde a aurora dos tempos. Antígona escolheu a ação ética, fez o que tinha de ser feito, seguiu seu desejo, em oposição à demanda do outro, vinda de fora, a despeito das consequências.

Os antecedentes

Toda essa história começou bem antes, como sempre, com os feitos de Laio, o pai de Édipo. Laio perdera seu pai, Lábdaco, muito cedo e, como não tivesse idade para assumir o trono de Tebas, seu tio-avô Lico tornou-se o regente da cidade.

À espera da sua maioridade, Laio deixou Tebas a fim de ser educado por Pélope, rei de Élida. Adolescente, Laio se apaixonou por Crísipo, filho do rei. Um dia, o romance secreto foi denunciado e Laio fugiu, raptando o garoto enamorado por ele. Ao descobrir a vergonha que se abatera sobre seu pai, Crísipo, em desespero, se suicidou. Corroído pelo desgosto e pela humilhação, Pélope amaldiçoou as gerações futuras dos Labdácidas. Assim se teceu a trama que condenou Laio, sua mulher e sua descendência à aniquilação.

Para elaborar os contornos da nossa estrutura psíquica, Freud se inspirou desde cedo nos mitos gregos. A descoberta das leis que regem o inconsciente o levou a recorrer a figuras como Édipo e Narciso, que se infiltraram definitivamente na linguagem erudita da academia e nas conversas despretensiosas nas mesas de bar.

Antígona ou Édipo, Freud e Lacan

Além da dimensão ética, marcada pela relação de cada um com seu desejo e com a demanda vinda do outro, ao decifrar

Antígona, Lacan quis reiterar a dimensão trágica da experiência psicanalítica: os meandros de uma clínica que se ocupa da angústia e do sofrimento, que não recua ante os impasses, conflitos, repetições e rupturas que atravessam as linhagens familiares e afetam a todos.

"A tragédia tem parentesco com a maldição. É a erupção de uma força contida, oculta, silenciada no passado. Atravessa as linhagens familiares, subverte o tempo, sacrifica o futuro."[1]

Para Lacan, Antígona projeta seu brilho em direções diversas das estudadas por autores que o precederam. Lacan se concentra no romance familiar. O destino de Antígona — e de quem a rodeia — se ancora nos atos de seus antepassados. Para o psicanalista, a trilogia trata da dimensão universal que resulta dos segredos familiares, convertidos em profecias, das paternidades precárias, do incesto, da rivalidade entre irmãos, do suicídio: em síntese, do arco que se estende entre o mal-estar inevitável associado à condição humana, descrito por Freud, e a dimensão trágica do que se articula em gerações anteriores e que, por meio das repetições do que foi descumprido ou velado, incide sobre a nossa existência, como demonstra Lacan.

Entre o interesse da comunidade e a honra familiar, Antígona, ao desafiar o déspota e seguir a lei dos deuses, escolhe o compromisso com o irmão e com a preservação da dignidade de todo homem ou de toda mulher por meio do ritual fúnebre.

"Sófocles antecipou Freud. A estrutura que nos habita, nos escapa e nos surpreende, que subverte nossas intenções e vontades, determinando nossos atos, é o que Freud chamou de inconsciente."[2]

Uma Antígona absolvida

A história abriga acontecimentos reais em que tiranos impiedosos e mulheres obstinadas — que provavelmente nada sabiam sobre o mito grego — encarnaram e reproduziram a antiga jornada de Antígona.

Em 1769, depois de quarenta anos de lutas, os rebeldes corsos se entregaram às tropas francesas de Luís XV. Antes dos últimos combates, parte do exército vitorioso estava acampada perto do vilarejo de Oletta, nas montanhas nevoentas do norte da Córsega. Cinco homens da aldeia, acusados de conspirar contra os invasores, foram presos sem ter cometido qualquer atentado e condenados à morte na roda, um suplício particularmente bárbaro. Para intensificar a crueldade, o marechal De Vaux, o comandante francês que determinou a execução, proibiu o enterro dos corpos. A fim de servirem de exemplo, eles deveriam ficar expostos na praça diante da igreja. A pena de morte seria o destino de quem desafiasse a interdição. Maria Gentile, uma aldeã que ainda não completara vinte anos, decidiu correr o risco e sepultou seu noivo assassinado. Sensibilizado pela coragem da jovem, De Vaux a perdoou e ela não foi executada.

Em 2017, Marie Ferranti, escritora nascida na Alta Córsega e premiada pela Academia Francesa, publicou uma peça intitulada *A paixão de Maria Gentile*.

Mil Antígonas

Antígona também teve seu encontro com o fascismo. Em 1943, para vingar um embate com resistentes gregos, tropas alemãs invadiram a cidade de Kalavrita, no Peloponeso, reuniram todos os homens do vilarejo entre dezesseis e setenta anos e os executaram. Contra ordens explícitas, correndo risco de vida, as mulheres da aldeia fugiram da escola em que haviam sido confinadas com crianças e idosos e enterraram os 1300 mortos. Muitos anos depois, Charlotte Delbo, sobrevivente de Auschwitz, celebrou a ação toda num poema lírico intitulado "Kalavrita des mille Antigones".

Os restos mortais das vítimas da Noite de São Bartolomeu encontrados quando se escavaram as fundações da Torre Eiffel também foram, mais de trezentos anos após o massacre, finalmente sepultados com dignidade.

Como sugere Julia Kristeva, Antígona é todas as mulheres: criança, menina, filha, virgem, noiva, uma mulher brava que se sustenta sobre a sua própria subjetividade.

Não enterrar, deliberadamente, um irmão ou outra pessoa qualquer significa, sempre, não reconhecer sua condição humana: em outras palavras, trata-se de um crime contra a humanidade.

Os crimes contra a humanidade não são nada estranhos aos líderes autoritários, bem representados por Creonte.

Laio e Jocasta, Édipo e Antígona retratam, com seus pares próximos e seus coadjuvantes, três gerações em que os feitos dos pais afetam, decisivamente, o destino da descendência. Em poucas cenas nos deparamos com um filho não desejado pelo pai, abandonado por ele, uma adoção mantida em segredo, as consequências do incesto, a sede de poder e a ausência de descendentes que leva à extinção de uma linhagem. Esses e outros acontecimentos que resvalam em faltas éticas aparecem em diferentes combinações nas narrativas que o psicanalista escuta na clínica. Eles também se encadeiam e geram efeitos que atravessam as diferentes gerações de uma genealogia.

Existe uma relação clara entre as transgressões existentes nas histórias familiares e o encantamento de tantos pelas tiranias. Algumas histórias familiares contemplam o desejo de submissão à autoridade e o esforço pela preservação do mito de um passado sem manchas.

Histórias familiares

*Um dia um de nós dois agora tem
de comer o outro... Ou, se não, fica
o assunto para os nossos netos, ou
para os netos dos nossos filhos.*

Guimarães Rosa

Todos que chegam ao consultório de um psicanalista, ao seguirem adiante e deixarem os relatos superficiais do cotidiano, certamente acabarão por reconstruir — encorajados ou não — a infância e a história familiar. A partir da criação da psicanálise, a revelação da importância dos primeiros anos na definição dos adultos que somos se infiltrou na cultura com tanta força que, por vezes, não sabemos se a investigação da infância aconteceria inevitavelmente ou se muitos pensam que "devem" falar sobre os pais e os primeiros anos de vida. A força da inscrição dessa ideia leva alguns a dizerem logo de início: "Eu não quero vir aqui para falar de pai e de mãe".

É nessas narrativas que aparecem os ambientes e as situações de que falamos no começo do livro. Os ambientes e as situações compreendem as relações com os pais, a cumplicidade ou não com cada um deles, suas qualidades e faltas, os vínculos e a convivência com irmãos e parentes, as condições do amor, as diferenças entre os sexos, ou seja, as relações com os primeiros "outros" — mais ou menos poderosos — e suas consequências.

Ao recuperar as expectativas por trás dos projetos que o reprimem, arrastam ou impelem, o analisando se perguntará sobre a autonomia de que dispõe em suas decisões. Esse termo, "autonomia", do grego *auto* + *nomos*, "lei própria", surge, referindo-se a um indivíduo, pela primeira vez em *Antígona*. De acordo com o coro da peça, Antígona seria o primeiro ser humano a caminhar vivo para o mundo dos mortos. Ela teve autonomia para determinar a sua sorte? Teve autonomia para escolher a lei dos deuses? Ou seu destino estava marcado pelo incesto e pela maldição que deslizavam pelas gerações que a precederam? São essas algumas das perguntas centrais de um processo de análise.

Segundo Lacan, "a análise só pode ter por meta uma fala verdadeira e a realização pelo sujeito de *sua história* em sua relação com um futuro".[1] Fica aqui a pergunta: que relação haveria entre a história de alguém e a determinação de seu futuro? Seja como for, a análise pessoal é um percurso em que o futuro a que Lacan se refere, no sentido de destino, no sentido de efeito do passado, pode ser modificado, pode deixar o terreno do que "se esperava" e passar ao campo das escolhas.

A narrativa da infância e da história familiar leva ao reconhecimento das repetições. Elas acontecem em dois planos. Num degrau mais próximo e imediato, repetimos traços, modos de agir e escolhas dos nossos pais e avós. Repetimos, paradoxalmente, muito do que não foi bom, do que tínhamos nos comprometido a não fazer. Para além desse patamar fronteiriço e visível, emergem, aos poucos, as repetições de origem e aparência mais imprecisas, ligadas a um passado distante e nebuloso.

Desde os primeiros atendimentos de Freud, há mais de cem anos, também a palavra "trauma" habita nossos pensamentos: sua disseminação na cultura evidencia a força da descoberta freudiana.

Assim, além da reconstrução da infância, muitos buscam rememorar os "traumas", os acontecimentos antigos marcantes e suas consequências indesejáveis, ou seja, a suposta origem das dificuldades do presente. A teoria do trauma em Freud aparece em relatos de curas que hoje em dia parecem espantosas, a partir da simples recordação de episódios do passado. Eram atendimentos breves e se davam no que poderíamos chamar de terreno virgem, sem precedentes.

Os analisandos que se entregam à investigação dos "traumas" se queixam de que a lembrança de fatos passados não soluciona as questões com que eles se deparam no dia a dia. Por um lado, o legado cultural da teoria do trauma e a sua vulgarização podem ter produzido uma resistência ao poder terapêutico do resgate das lembranças. Ao mesmo tempo, a busca de um fato particular relativiza a importância da atmosfera da casa, dos vínculos com os pais, do relacionamento entre eles e com irmãos, ou seja, do funcionamento da engrenagem familiar e dos jogos entre seus integrantes. De um modo geral, um evento, para que seja traumático, deve cair num terreno fértil, propício, como se ele reavivasse uma ferida — possivelmente muito precoce — mal cicatrizada.

Como diz Lacan, "antes de existir em si, por si e para si, a criança existe para e por outrem. Antes de nascer, ela já é um polo de expectativas, projetos e atributos. Um polo de atributos, eis o que é o sujeito antes de seu nascimento".[2]

A história de cada um se inicia na concepção, ou mesmo antes dela. Fomos pensados e falados antes da nossa chegada. O instrumento para a transmissão dessa história, como diz o próprio nome — história —, é a linguagem: não apenas as palavras, mas também as entrelinhas, os silêncios, os gestos, os olhares, os textos, ou seja, tudo que seja passível de ser pensado, percebido, de ganhar um sentido ou uma interpretação.

Como afirma Lacan, "esse banho de linguagem o determina antes mesmo que ele nasça. Isto por intermédio do desejo no qual seus pais o acolhem como um objeto, queiram eles ou não. Pois que a mais ínfima atenção clínica permite perceberem suas consequências até hoje incalculáveis, mas sensíveis em todos os seres, e que são ignoradas pelas chafurdices tanto dos religiosos quanto do médico acerca da regulação dos nascimentos".[3] Aqui Lacan realça a importância decisiva do desejo com que o bebê é recebido, reconheçam ou não os pais tal responsabilidade. Reitera que a mais básica atenção ao que acontece na clínica revela os efeitos que religiões e a medicina buscam apagar. Religiões e medicina procuram suprimir a importância dos pais e da história familiar ao transferirem origens e causas para o campo das leis divinas ou dos genes e da biologia.

Numa palestra que eu dava para pais em uma escola, um deles fez a pergunta clássica: "Mas tudo é culpa dos pais?". Abri os braços, ergui um pouco os ombros, e sorri em silêncio. Risada geral. O humor confunde a censura e favorece a emergência da verdade.

Ao nascer, somos inscritos na sequência de um enredo iniciado por outros autores. Ainda não podemos ler e nossa história já se vai escrevendo. Quando adquirimos fluência na leitura, nos deparamos com um longo texto repleto de frases obscuras e inacabadas cujo sentido pleno nos escapa. É um livro que vive pelo que dele se transmite ou pelo que dele se esquece.

Os não ditos, as mentiras e as repetições

Todas as histórias familiares abrigam segredos. Eles encobrem fatos da história dos pais, de parentes próximos ou distantes, ou seja, de gerações anteriores das duas linhagens: a materna e a paterna. Os segredos se referem a situações trágicas ou constrangedoras, e seus principais temas são morte, sexo, vícios, transgressões de toda natureza, enfermidades psiquiátricas ou filiações duvidosas.

Existem os segredos que não são contados, porque poderiam "traumatizar" os filhos: causariam medo, sofrimento ou angústia. Existem os segredos que são guardados porque são embaraçosos: tratam de atos que envergonhariam, aos olhos de outros, quem os praticou ou sofreu. Existem segredos que não são contados porque se referem a acontecimentos pouco conhecidos, de que a geração dos pais — ou a anterior à deles — tem somente pistas ou fragmentos. Existem situações impensáveis ou que não são passíveis de representação, de serem traduzidas em palavras.

Quanto às mortes, os segredos podem omitir suicídios, homicídios, perdas dramáticas ou inesperadas por acidentes, por doenças, pelo consumo de drogas ou de álcool, perdas de um filho ou uma filha por descuido dos pais, ou perdas prematuras, em que um dos pais falece muito cedo.

No terreno da filiação nos deparamos com filhos ilegítimos, traições, disputas por heranças e desentendimentos entre as linhagens familiares.

No campo do sexo, nos vemos próximos das relações incestuosas, de orientações sexuais acobertadas, dos fetiches, das fantasias incomuns, do sadismo, dos assédios, dos abusos e dos estupros.

Além disso, temos os crimes comuns, como corrupção e roubo, exploração econômica, e as várias formas de deslealdade. Temos ainda a colaboração com regimes totalitários ou potências de ocupação, delações ou confiscos que resultam na obtenção de benefícios escusos.

Assistimos à barbárie, aos crimes de guerra, aos genocídios, quase sempre de longe, nas palavras e ilustrações dos livros de história, em narrativas de desastres em terras distantes ou em tempos remotos. Nos jornais diários as tragédias e os horrores também dizem respeito a outros, desconhecidos, anônimos, afastados de nós. Dizemos, conformados, que as guerras sempre existiram, que a violência é inerente à natureza humana. Entretanto, as faltas éticas nos espreitam. Algumas vezes, a crueldade emerge dos noticiários, dos romances e das telas e nos encara no presente, viva, próxima, palpável. Irrompe a nosso redor, trai ou atinge um conhecido, denuncia um parente, aproxima-se ameaçadora. Seríamos — com poucas exceções — ilhas de santidade cercadas de maldade por todos os lados? Como lembra Freud, citando *Hamlet*, será que alguém se livraria do açoite se fosse tratado como merece?[4]

Os segredos espalham pistas o tempo todo. Elas se mostram por meio de falas sufocadas ou frases suspensas que ressurgem sem razão aparente. Eles também vivem nas palavras que nos surpreendem quando nos escapam sem querer ou naquelas, bem conhecidas, que inexplicavelmente esquecemos.

Alguns segredos são conhecidos por mais de um integrante da família, ou são compartilhados pelos pais. Nesses casos, as pistas se multiplicam.

Ao aparecerem, como visitas inesperadas, certos temas são censurados ou causam um desconforto visível. Uma cena num filme, um escândalo noticiado, uma história contada por alguém ou uma pergunta despretensiosa podem despertar, diante de uma criança despreparada, por exemplo, afetos intensos, reações intempestivas, desproporcionais, que denunciam uma aflição que deveria permanecer adormecida, nas sombras.

Uma criança escuta — percebe — nos pais ou em outros adultos os embaraços, as falas interrompidas, as variações de volume e tom de voz, nota as lágrimas repentinas, contidas, a respiração acelerada, a violência reprimida ou praticada, a súbita tristeza ou o riso maldisfarçado. Tudo isso a criança ouve, assiste, registra, com ou sem clareza, sem saber o que origina, gera, causa ou determina esses comportamentos.

Como diz Françoise Dolto:

É isso que lhe [para a criança] é patogênico. Assim ocorre com os acidentes, mortes, doenças, crises de cólera, de embriaguez, destemperos da conduta que provocam a intervenção da justiça, cenas domésticas, separações, divórcios, todas as situações em que a criança é envolvida e cuja divulgação lhe é interditada ou, pior ainda, cuja realidade lhe é escondida, os quais, não obstante, ela sofre sem que lhe seja permitido neles se reconhecer ou conhecer a verdade que percebe de maneira muito sutil e cujas palavras justas, para traduzir a sua experiência com eles [os pais] compartilhada, ao lhe faltarem, levam-na a sentir-se estranha, objeto de um mal-estar mágico, desumanizante. É a criança que suporta inconscientemente o peso das tensões e interferências da dinâmica emocional sexual em ação nos pais, cujo efeito de contaminação mórbida é tanto mais intenso quanto mais se guarda, ao seu redor, o silêncio e o segredo.

Ainda segundo Dolto, os distúrbios infantis remontam às carências na estruturação não dos pais, mas dos avós e, às vezes, dos bisavós.

Quem é a criança que não se vê desejosa de suavizar o desassossego, o estado depressivo, triste, choroso, angustiado de um dos pais? Quando já tem idade para fazer perguntas, respostas como "não queira saber", "é melhor você ficar de fora disso", "talvez um dia eu te conte" intensificam sua insuficiência, sua solidariedade, a determinação de amenizar o mal-estar do pai, da mãe ou de ambos. Refém do segredo e da tensão que anuvia o ambiente, ela se ancora no lugar de quem procura decifrar o passado e dar as costas ao futuro. A criança aos poucos se transforma em cúmplice, conivente, embora alienada, da história sem manchas.

O que está em jogo para o adulto que detém o segredo é muitas vezes a ambivalência, a indecisão entre contar o que sabe e seguir protegendo uma versão adocicada da história de sua linhagem: ele também hesita entre olhar para trás e olhar para a frente.

O discurso que levanta a bandeira da excelência familiar, das boas intenções, nos melhores moldes da tradição, da moral ou da religião, é um discurso ideológico. Não é difícil associarmos o indivíduo que esconde a violência e soterra as transgressões pessoais e de parentes aos sujeitos que abraçam o mesmo discurso moralista, imaculado, na política, no ambiente público.

O adiamento esperançoso

Exemplo de ambivalência é a história de um casal que, antes da Segunda Guerra, emigrou da Europa Central para os Estados Unidos. Aí tiveram quatro filhos e, a fim de protegê-los de futuras perseguições, eles esconderam suas origens judaicas e os educaram como católicos praticantes, batizados, crismados e celebrados na primeira comunhão. As crianças cursaram escolas religiosas e frequentaram, com os pais, as missas de domingo. Segundo a narrativa, os pais teriam perdido contato com os parentes europeus durante a guerra. Sobre o povoado de origem, eles contavam histórias genéricas, imprecisas. Um dia, com cerca de quarenta anos de idade, o filho mais velho resolveu visitar o vilarejo natal dos pais. Quis encontrar parentes no cemitério local e, como não achasse nenhum nome conhecido, foi até a prefeitura da aldeia para se informar melhor. Ao ouvir seu sobrenome, o funcionário riu e disse: "Você está procurando no cemitério errado". Por fim, o rapaz encontrou seus ancestrais no cemitério judaico. Quando voltou para os Estados Unidos, ele foi sem demora interpelar os pais para saber por que haviam guardado o segredo por tanto tempo. Disse o pai, animado, olhando para a esposa: "Que bom! Até que enfim ele descobriu!".

"Não queremos incomodar"

Essas situações explicam algo que já mencionamos aqui: a dificuldade que muitos filhos têm de formular perguntas sobre o passado dos pais ou das gerações anteriores. A única justificativa seria uma percepção de que tocariam em temas sensíveis que não deveriam ser revirados. Essa percepção somente pode ser fruto de uma montagem silenciosa, dissimuladora, que se fez ao longo da convivência entre eles.

Como diz Lacan, "o inconsciente é esse capítulo de minha história que é marcado por um branco ou ocupado por uma mentira: é o capítulo censurado". Ao dizer que as lacunas da história constituem o inconsciente, ele complementa:

> A verdade pode ser reencontrada; o mais das vezes ela já está escrita em algum lugar. A saber:
> — nos monumentos, e isso é meu corpo [...] onde o sintoma [...] se decifra como uma inscrição que, uma vez recolhida, pode, sem perda grave, ser destruída;

O corpo é o lugar que será marcado pelas questões não elaboradas, por aquilo que da linguagem nos afeta sem que saibamos de onde vem, que desejo obscuro ela veicula e o que significa. Para exemplificar com simplicidade a relação complexa do psiquismo com o que chamo aqui de "meu corpo", pensemos na situação, nada incomum, em que alguém vive deprimido durante anos, sem dedicar nenhum esforço à compreensão das origens do mal-estar. Segundo esse personagem, a depressão seria causada por outros, ou por uma deficiência química, orgânica ou geneticamente herdada. Imagino que muitos concordariam que essa pessoa possivelmente adoeceria. O que não elaboramos, o que não deciframos, o que fica como enigma marca o corpo. O que se ausenta criando as lacunas se escreve no corpo como afirma Lacan. Segundo a mesma lógica, o que se inscreve no corpo não será elaborado.

— nos documentos de arquivos também; e são as recordações da minha infância, impenetráveis como elas, quando eu não conheço a proveniência;

Quantas histórias conhecemos em que a visão de um documento leva a uma conta nunca feita de um tempo de gestação estranho, à descoberta de uma filiação inexplicável, a uma paternidade ausente, a nomes surpreendentes de antepassados ou a lugares de nascimento inesperados? Essas revelações costumam ter a estrutura oracular: no momento da constatação do fato novo, nos damos conta de que ele era pressentido ou "óbvio" desde sempre.

— [...] nas acepções do vocabulário que me é particular, como ao estilo de minha vida e ao meu caráter;

Aqui Lacan atribui às palavras que alguém usa, um estilo que é único, como o estilo de um artista e, lembrando do que Freud diz do bebê desamparado, o caráter e a ética de cada um.

— nas tradições também e mesmo nas lendas que sob uma forma heroicizada veiculam a minha história;

Nesse ponto, Lacan faz uma analogia entre a versão da nossa história que nos é contada e as lendas, os mitos fundadores de nações, povos e etnias, de hábito enaltecedores e fantasiosos.

— nos rastros, enfim, que conservam inevitavelmente as distorções [...].[5]

Nos fragmentos insólitos, não racionais, que nos chegam e cuja lógica deveríamos decifrar.

Os não ditos e o destino

Há famílias mais transparentes em que os relatos são comuns e generosos e habitam o romance familiar desde a infância.

Há famílias em que o passado é nebuloso, obscuro, secreto. Tudo é envolto num véu opaco feito de silêncio e de culpa. Quase todas as famílias têm histórias que desejariam esquecer.

Todos sabem que no meio familiar não são incomuns o alcoolismo, as traições, as intrigas e deslealdades. Todos sabem que em determinadas linhagens a violência é rotineira. A presença de infrações éticas e morais não é restrita a nenhuma classe econômica ou social. Ambientes em que vigora uma erudição refinada não são de modo algum imunes às perversões.

Recebemos, além da herança genética, uma herança histórica que se origina nas gerações anteriores e determina repetições aparentemente inexplicáveis. Essas repetições se impõem tanto mais quanto mais velados e ocultos forem os episódios do passado aos quais nosso acesso é interditado.

O que é dito recorta o que é excluído. Delineia o que foi silenciado. Por vezes, um segredo poderá condensar e convocar todo um projeto de vida. Na busca pela solução do enigma, no empenho em encontrar os pontos que faltam para completar uma figura inacabada, nas tentativas de possibilitar que as inscrições fragmentadas e os rastros, como diz Lacan, façam sentido, alguém poderá percorrer uma trilha que levará ao encontro do que desejaria evitar.

Édipo, como vimos, cumpriu a profecia, matou o pai e desposou a mãe, porque não sabia que havia sido adotado. Foi de encontro ao destino anunciado exatamente quando soube da previsão oracular e decidiu fugir dela.

De volta à Grécia — com Freud na Acrópole

Em agosto de 1904 Freud visitou, com seu irmão Alexander, dez anos mais novo que ele, a Acrópole em Atenas. Era comum os dois fazerem uma viagem todo verão. Dessa vez, haviam planejado passar uma semana na ilha de Corfu, no mar Jônico, a oeste da Grécia continental, possivelmente visível, em dias claros, de Otranto, no "salto da bota" italiana. Estiveram antes em Trieste, onde um amigo de Alexander os convenceu a trocarem a ilha por Atenas. Eles tinham poucas horas para conseguir a mudança do itinerário e as passaram numa atmosfera de incredulidade ante a ideia de conhecer a mítica capital grega. Freud escreveu que era como se o monstro de Loch Ness pudesse se tornar real.

Conseguiram comprar a passagem de navio para o novo destino, resolveram os problemas da documentação necessária e um dia se viram no alto da sonhada Acrópole, diante dos contornos mágicos do lendário Partenon.

Nesse momento, Freud se perguntou: "Então ele existe de verdade, como aprendemos na escola?". Freud foi tomado por uma sensação perturbadora de irrealidade, de certa confusão mental, como se vivesse uma cena ilusória, com ingredientes de alucinação.

Sabemos desse acontecimento por meio de uma carta que Freud escreveu 32 anos depois, em janeiro de 1936, para Romain Rolland por ocasião de seu aniversário de setenta anos.[1] Na carta, Freud conta que passou aquele tempo todo se perguntando sobre a causa da perturbação diante da Acrópole, em que seu olhar se dividia entre a visão do mar ao longe e os monumentos que habitavam sua imaginação desde cedo. Ele complementa dizendo que descobrira recentemente a provável causa de sua "perturbação", já numa idade em que não podia mais viajar.

Nesse ponto da carta, Freud cita o que Napoleão teria dito a um de seus irmãos no momento em que era coroado na Notre-Dame: "O que *Monsieur notre père* teria dito se ele pudesse ter estado aqui no dia de hoje?!".

Em seguida, Freud pensa em seu próprio pai e no longo caminho que ele, o filho, percorreu para chegar tão longe, tão distante do que o pai poderia conceber ou valorizar, por ser um simples comerciante, de magras posses, que não tinha concluído o ensino secundário. Haveria naquela viagem algo de errado, que desde os primeiros tempos lhe seria proibido? Freud escreve que se tratava de alguma coisa análoga a críticas de uma criança ao pai, representadas pelo fato de ela ter realizado mais do que ele, como se ultrapassá-lo ainda fosse interditado. O que teria interferido em sua percepção e limitado uma satisfação descontraída pela viagem para Atenas era um sentimento de solidariedade filial.

Freud conclui, por fim, que sua descoberta tinha uma validade ampla, universal.

A missão

*Falo do desejo, nem sempre desejo dos
pais, pode ser o dos avós, mas se o
desejo do qual ele nasce é o desejo de
um canalha, será sempre um canalha,
infalivelmente. Eu nunca vi exceções.*[1]

Jacques Lacan

Todos nós, filhos, sabemos ou, no mínimo, desconfiamos das
faltas das gerações anteriores. Com frequência procuramos
nos distanciar dos acontecimentos passados, evitando revisitá-
-los. Fazemos isso de duas maneiras: criamos sobre eles narrativas irreais ou os ignoramos deliberadamente. Assim, por
meio de uma lógica paradoxal, em que a ausência de análise e
elaboração impede o surgimento do novo, somos levados a repetir as mesmas escolhas e situações, muitas vezes remodela-
das, em trajes que podem parecer mais elegantes.

Como lembra Freud, "os pais [...] esqueceram das dificuldades de sua própria infância e agora se sentem conten-
tes com identificar-se eles próprios inteiramente com seus
pais, que no passado impuseram sobre eles restrições tão se-
veras. [...] e a criança torna-se veículo da tradição e de todos
os julgamentos de valores que dessa forma se transmitem de
geração em geração".[2]

Quem teve um pai distante, frágil ou ausente dificilmente
será um pai presente, participativo, protetor. Quem teve uma
mãe fria, pouco amorosa, demandante, tenderá a repetir com
a própria filha uma maternidade pouco acolhedora. Quem
teve pai ou mãe autoritários e se propunha a fazer diferente,
tenderá a repetir a repressão de modos mais sutis. Vez ou
outra, tendo ainda assim o autoritarismo como referência, um

indivíduo poderá cair em seu simples avesso, uma permissividade sem limites.

Se para alguém faltou amor, ele ou ela terão dificuldade em estabelecer relações em que serão, de fato, queridos pelo parceiro. Eles tenderão a escolher quem os vê com alguma indiferença ou francamente os rejeita. Caso estejam numa relação boa, a possibilidade de serem amados pode vir a ser insuportável.

As relações amorosas tendem a ser regidas por paradoxos nada racionais, embora sigam uma lógica própria, muitas vezes encoberta, mas decifrável. Se eu for amado por alguém, eu denuncio o desvario em ato, e não apenas em discurso, de quem não me amou na infância. Não é nada desprezível a possibilidade de que eu atue no sentido de inviabilizar uma relação como essa. Se eu não for digno de ser amado por ninguém, eu demonstro de certa maneira que se alguém não me amou quando eu era pequeno talvez tivesse razões para isso.

Quase todos temos como missão fundamental a proteção das imperfeições dos nossos pais — ao menos de um deles. Somos regularmente capazes de formular críticas a eles, bem como de denunciá-los, por meio de palavras. Entretanto, em atos nós os reeditamos justamente naquilo que nos fez mal, no que nos causou conflitos, no que nos declarávamos distintos e prometíamos jamais replicar.

Confrontar os pais, evidenciando a possibilidade de fazer diferente, carrega o risco da perda imaginária do amor — tantas vezes incerto — oferecido, ou negado, por eles. Fazer diferente comprova que existem alternativas, que determinadas escolhas não são, seguramente, obrigatórias. Se, por outro lado, em nossas atitudes renovarmos o que eles fizeram, provaremos de algum modo que, a despeito de censurá-los, reconhecemos que não há como agir de outro modo. Ao evidenciar, por meio da repetição, que as condutas descuidadas ou discutíveis das gerações anteriores se afiguram inevitáveis, nós as suavizamos e as aproximamos de uma pretensa normalidade.

Por conta de uma idealização cultural, parece inadmissível que um pai ou uma mãe não amem ou não tenham amado um filho ou uma filha. Bem longe do que se poderia chamar de amor, existem histórias familiares que abrigam narrativas de pais e mães que abandonam, depreciam, humilham, maltratam, ridicularizam, agridem seus filhos ou filhas. Não é raro que alguém leve anos — entre hesitações e receios — para enfim concluir que não houve amor, que as cenas desagradáveis ou danosas não se deveram a uma interpretação infeliz ou a uma sucessão de acasos. O passo seguinte, que consistiria no abandono definitivo da expectativa de que um pai ou uma mãe possam mudar, é ainda mais difícil e sofrido.

O discurso, contraditório, dos pais e a disseminação universal da ideia de que eles sempre proporcionam o melhor para os filhos fazem com que estes se pensem equivocados, devedores, intérpretes insensíveis que com frequência passam a vida inteira procurando corrigir a suposta falta de reconhecimento: eles se empenham em "não dar trabalho", por vezes pretendem se tornar "invisíveis" e, por fim, alguns tentarão desfazer o rótulo de ingratos dedicando-se a cuidar de perto dos pais.

Em situações insustentáveis, filhos se veem obrigados a se afastar ou mesmo a romper com os pais. Ainda assim, em suas existências distantes e independentes, esses filhos não se verão, em absoluto, livres da repetição, com a geração seguinte, do que lhes fez mal, do casamento dos pais, da carreira de um deles. As escolhas profissionais costumam, na maioria das vezes, atender a um projeto, a uma demanda da história familiar. Uma profissão tende a ser uma herança, uma tentativa de elaboração de algo nebuloso ou o exercício de um sintoma. Na linha do legado, todos conhecemos famílias em que carreiras são herdadas; uma vida salva ou uma doença grave pode levar alguém — sem consciência disso — a uma atividade na área da saúde; na linha do sintoma parece bem mais provável que um pedófilo venha a ser professor do que agrônomo, por exemplo. As possibilidades desses entrelaçamentos são incontáveis.

Cada nova geração vive, quase sempre, voltada para a anterior e não para a seguinte. Viver olhando pelo espelho retrovisor encerra a fonte principal das vicissitudes humanas.

Como vimos, os segredos preservados e as narrativas distorcidas comprometem as gerações mais jovens.

As preferências ideológicas também são sintomáticas, ou seja, estão firmemente lastreadas no passado, desde a infância de cada um. Na medida em que temos como missão primeira a proteção das gerações anteriores por meio da repetição de certas posições, escolhas e atitudes, é evidente que nisso se incluem os compromissos políticos. É por esse mecanismo que podemos compreender que a solidariedade com um pai desonesto, misógino ou homofóbico, com uma mãe submissa ao regime patriarcal, com um discurso familiar autoritário ou racista, se superponha a qualquer ideia que desafie o que vigorava no ambiente doméstico. O novo será introduzido por um ou outro filho desgarrado que, por ter o amor garantido, por exemplo, ou por ter convivido, na infância ou na adolescência, com uma influência discordante, poderosa, de alguém, poderá se libertar dos princípios que permearam o discurso dos pais.

É aqui que nos deparamos com o que fazemos, sistematicamente, e que nos prejudica. É aqui que nos espantamos ao nos vermos de novo, uma vez mais, nos mesmos lugares indesejados. É aqui que estamos diante de atos que repetimos, embora eles tenham para nós um custo muito alto. É aqui que não nos autorizamos a realizar nossos desejos, a desfrutar de nossos êxitos e acertos, é aqui que percebemos a dificuldade de convivermos com o bem-estar ou, em outras palavras, somos surpreendidos pelo nosso apego ao mal-estar. É aqui que se revela a paixão pela infelicidade e pela decepção. É aqui que, para protegermos as gerações passadas, nos associamos a grupos ou ideologias de ética incerta, votamos em quem poderá nos prejudicar ou agir contra os nossos próprios interesses.

É aqui que reside uma das principais razões para trilhar um percurso psicanalítico. Mais que autoconhecimento, uma análise deve despertar verbos de ação como "fazer" (diferente) ou "mudar" de posição.

Muitos chegam a uma análise com frases como: "eu sou assim", ou "essa é minha natureza", "essa é minha personalidade". Dizemos "eu sou impaciente, sou impulsivo, sou passivo, sou agressivo, sou acomodado" ou coisas parecidas. Esse "eu sou" é a mesma construção que aparece em "eu sou moreno ou loiro, sou (de sangue) A + ou O +, sou baixo ou alto, sou brasileiro ou sou italiano". Traços como impaciência ou agressividade podem um dia mudar, ao contrário do tipo sanguíneo, da cor dos olhos ou do lugar de nascimento. Ser impaciente é algo que eu penso, e portanto afirmo, a meu respeito. Pensamento pode mudar e é disso que trata uma análise. Uma análise também é um percurso de mudança de posição: mudança da posição de onde vemos as coisas e de onde agimos.

O "eu sou impaciente ou sereno" (e todos os demais "eu sou") denota uma identidade, uma ideia sob cujo reinado cada um de nós existe. Com frequência tal marca veio de um outro que tinha poder sobre nós. Nos abraçamos a tais atributos pois existimos colados a eles. Como os dados de um documento de identidade que também fazem de nós indivíduos únicos: também tais traços são lastros de nossa existência. Funcionam como nascentes de sentido, justificativas que sustentam uma razão para o estilo de nossa atividade diária. Abrir mão, negar, transformar, deixar de navegarmos submersos sob algum desses atributos se aproxima de uma renúncia a certa existência (conhecida), e reside nisso a relutância a uma análise e ao longo e árduo processo que ela pode representar.

Uma análise é um instrumento poderoso de mudança que propicia a desmontagem das repetições e a sustentação de cada um sobre um pensamento próprio, independente, desvinculado do outro e dos rótulos que fazem mal. A partir de um percurso analítico, a submissão a um líder autoritário que tudo sabe não será possível.

Líderes, espaço público

*Eu não saberia indicar uma
necessidade vinda da infância que seja
tão forte quanto a de proteção paterna.*[1]

Sigmund Freud

Líderes fascistas levam para o universo coletivo os delitos do ambiente doméstico. Líderes fascistas personificam e legitimam as escolhas transgressivas e as perversões que vigoraram em seus romances familiares. Funcionam acima das leis, como totens, como pais poderosos que atraem veneradores que neles se alienam com base em suas histórias pessoais e de seus antepassados, os quais eles têm, como vimos, a missão de proteger.

Os estados totalitários alinham em seu comando uma extensa sucessão de homens. Essa estrutura ecoa e reitera a prevalência de psicóticos e psicopatas do sexo masculino. Ela reafirma a origem dos grandes comprometimentos psíquicos pelos lugares diferentes ocupados por meninos e meninas na vida familiar. Ratifica a fonte das perversões quando acontecem relações sem freios entre mães e filhos, aliadas a paternidades acanhadas. Nesses casos, a voz do pai não funciona como uma lei que se interpõe ao vínculo lesivo em que um filho se vê autorizado a forjar suas próprias leis apoiado num flerte com o desafio à interdição do incesto.

Na maioria das pessoas, a identidade individual não se sustenta sobre teorias subjetivas únicas, destacadas da massa, desvencilhadas da cumplicidade com os pais e outros. Ela se dissolve num espírito de grupo em que a solidariedade se consolida pela eleição de inimigos comuns:

outras nacionalidades, outras religiões (ou a ausência delas), cores de pele diferentes, sexualidades não binárias, convicções políticas democráticas e ideais econômicos que propagam a redução das desigualdades.[2] As identidades coletivas se constituem a começar pela exaltação das diferenças entre o grupo e os excluídos. O outro, o estrangeiro, o infiel é ameaçador. A promoção das liberdades individuais é assustadora. Em vez da repetição da história familiar, a cargo de cada sujeito, restrita apenas à filiação a determinada genealogia, o regime de governo que incentiva a imoralidade, a corrupção e a impunidade propicia a ampliação para a sociedade como um todo das mazelas que habitam o microcosmo doméstico. Os delitos e as mentiras se disseminam na comunidade e ganham ares de cidadania virtuosa, além do estatuto de uma beatitude saudável enganosa.

A paixão de uma parcela expressiva das pessoas pela mentira, pela vulgaridade, pela violência, tem sua origem num conjunto de situações que determinam a estrutura do psiquismo desde os primeiros instantes de vida. A paixão pela mentira existe, em graus diversos para cada um de nós, a partir de circunstâncias conhecidas de todos porém encobertas por séculos de distorções. Ela depende de vários fatores: de que os pais não fazem o melhor pelos filhos, de que o amor deles não é incondicional, de que para cada filho há um projeto diferente, de que o amor dos pais para com cada filho não é idêntico, de que a valorização dos gêneros no ambiente familiar não é igualitária, de que as perversões existem em todas as linhagens familiares, de que a transgressão da interdição maior, a do incesto, é bem mais comum do que se admite, e, mediante um processo de alienação, cada filho terá como missão apagar as manchas familiares por meio de sua repetição, que, no caso dos políticos e seus apoiadores, transborda do espaço privado para o público.

Se a conjuntura histórica não for favorável à emergência de um governo autoritário, os candidatos a tiranos seguirão exercendo seus laços perversos em outros campos, como o religioso, no trabalho, nas relações pessoais e nos vínculos familiares.

Parte II:
Autoritarismo e violência:
Adorno e Shakespeare

A personalidade autoritária

De que me vale ser filho da santa?
Melhor seria ser filho da outra
Outra realidade menos morta
Tanta mentira, tanta força bruta

Chico Buarque e Gilberto Gil

Organizado por Theodor Adorno e publicado em 1950 nos Estados Unidos, *A personalidade autoritária* é um livro imenso, fruto de uma investigação sociológica que procurou identificar as atitudes e os traços psicológicos que levariam alguém a se entregar, de bom grado, a ideias fascistas.

Segue-se o primeiro parágrafo das conclusões finais dessa obra que, por excelência, representa o empenho — em psicologia e ciências sociais — em compreender o que induz uma pessoa a abrir mão de liberdades fundamentais para se submeter a ideologias tirânicas. O livro representou um trabalho pioneiro na busca pela ligação entre histórias familiares, experiências da infância, relações com os pais e o encantamento por regimes fascistas.

O resultado crucial do presente estudo é a demonstração de que existe uma correlação íntima entre o modo de agir e os pontos de vista que um sujeito deverá, possivelmente, exibir numa grande variedade de temas. Esses temas incluirão desde cenários mais íntimos, como os relativos à família e ao sexo, até as ligações com outras pessoas, bem como com a religião e o pensamento social e político. Assim, uma relação entre pais e filhos basicamente hierarquizada, autoritária, de uso, será transferida para uma atitude voltada para o exercício do poder, baseado no uso do parceiro sexual e de algum Deus. Ela poderá culminar numa filosofia política e numa posição social que não terá espaço para nada, a não ser para um apego desesperado ao que parece ser forte e uma rejeição desdenhosa do que tenha sido rechaçado para longe da superfície. O drama associado a isso tudo também vai da cisão entre pais e filhos a uma concepção dicotômica dos papéis sexuais e dos valores morais, bem como a uma manipulação dicotômica [leia-se "polarizada"] das relações sociais, manifestada, em especial, pela formação de estereótipos e distinções entre o grupo a que alguém pertence e o que é externo a ele. Convencionalismo, rigidez, atitude punitiva e o consequente aparecimento de fragilidade, medo e dependência do indivíduo em relação a outros são apenas aspectos adicionais do mesmo padrão fundamental de personalidade.[1]

A obra

Adorno integrava a assim chamada Escola de Frankfurt, formada por um grupo de sociólogos e filósofos dos quais muitos fugiram da Alemanha quando Hitler fechou o Instituto de Pesquisa Social — fundado em 1923 — a que eles eram filiados. Os principais trabalhos da primeira geração de estudiosos da Escola nasceram de uma insatisfação com os sistemas políticos e econômicos dos anos 1930: o capitalismo, o fascismo e o socialismo soviético. Conceitos criados na Escola como Teoria Crítica, Dialética do Esclarecimento e Indústria Cultural figuram entre as perspectivas essenciais para a compreensão da história política, econômica, científica e artística do século XX.

De modo bem sintético, a Teoria Crítica, desenvolvida especialmente pelo filósofo e sociólogo Max Horkheimer, se propunha a revelar e desafiar as estruturas de poder baseadas na cultura de massa e de dominação. A Dialética do

Esclarecimento procurava discutir as razões da ascensão do fascismo. Adorno e Horkheimer concluíram, na época, que a evolução da história resultara num recuo da razão, dando lugar a uma retomada da superstição e dos mitos, justamente as fontes que o desenvolvimento da racionalidade deveria ter deixado para trás. O conceito de Indústria Cultural se referia a uma produção cultural que, através das novas tecnologias, de filmes, do rádio, de revistas, gerava bens padronizados, uniformes, com o propósito de manipular e submeter sociedades massificadas.

Além de Adorno e Horkheimer, eram expoentes da Escola Walter Benjamin, Herbert Marcuse e Erich Fromm, que idealizavam a libertação dos indivíduos de todas as formas de opressão. O feminismo, a teoria crítica de raça e o pós-colonialismo devem boa parte de suas origens à Escola de Frankfurt.

Os céticos em relação à psicanálise sempre lembram da calorosa e "infeliz" acolhida da teoria freudiana por parte dos intelectuais de Frankfurt. A primeira proposta de Adorno para a obtenção de sua habilitação como professor se chamava "O conceito do Inconsciente na teoria transcendental da psique".

A personalidade autoritária nasceu das cinzas do nazismo e tinha como finalidade primeira responder a uma das perguntas formuladas no início deste livro: o que leva alguém a se encantar por um regime fascista? Adorno, em seu período de exílio nos Estados Unidos, se propôs a encontrar a resposta lançando mão de princípios da psicanálise que ele admirava. Ele e seus colaboradores partiram da hipótese de que encontrariam na história familiar de cada um as razões do fascínio por tiranias.

E as encontraram.

No original, em inglês, *A personalidade autoritária* conta com quase mil páginas. Em português, a tradução tem cerca de metade disso. Não encontrei uma justificativa razoável para a supressão de uma parcela significativa do livro na versão brasileira. Ficou de fora, por exemplo, o capítulo X, que trata dos pais e da infância dos entrevistados, da relação entre o ambiente familiar e a eventual inclinação de alguém para apoiar governos autocráticos.

Entre os colaboradores de Adorno, e ausente na versão brasileira, que excluiu as partes coordenadas por ela, estava Else Frenkel-Brunswik, psicóloga austríaca, de origem polonesa, refugiada, como ele, do nazismo. Else escreveu os capítulos referentes aos pais e à infância dos entrevistados, os juízos deles sobre sexo, outras pessoas e eles próprios, e fez a análise dos dados colhidos em busca dos traços que caracterizavam os indivíduos preconceituosos (etnocêntricos).

O projeto

A pesquisa incluiu 2 mil pessoas — de diferentes profissões e várias classes sociais — no estado da Califórnia, e a partir dos resultados os autores construíram quatro índices de atitudes ou personalidades: eram eles as escalas de Antissemitismo (AS), de Etnocentrismo (E), de Conservadorismo Político e Econômico (PEC) e, a quarta, para o potencial encantamento por um regime fascista (F). Numa segunda etapa, oitenta indivíduos, com as notas mais altas e as mais baixas na escala F (mais ou menos favoráveis a tal regime), passaram por entrevistas pessoais mais cuidadosas e aprofundadas.

A personalidade fascista

Os primeiros resultados revelaram que se resumiam a nove as características principais da assim chamada personalidade fascista (com pontuação mais alta na escala F):

1. *Convencionalismo*: adesão rigorosa a valores convencionais, conservadores.

2. *Submissão à autoridade*: atitude servil, acrítica, em relação aos supostos líderes morais em seu grupo.

3. *Agressividade autoritária*: tendência a identificar e condenar, rejeitar e punir pessoas que violassem valores convencionais.

4. *Anti-introspecção*: oposição ao que fosse subjetivo, do terreno da fantasia, da intimidade, que tivesse uma natureza considerada gentil ou delicada.

5. *Superstição e estereotipia*: crença em determinantes místicos do destino individual; predisposição para pensar em categorias rígidas, contrastantes, extremadas, sem meios-termos.

6. *Poder e "dureza"*: preocupação com as oposições entre dominância e submissão, força e fraqueza, bem como com a busca por um líder a quem eles pudessem se entregar. Havia também uma afirmação exagerada da própria força e dureza.

7. *Destrutividade e cinismo*: numa espécie de continuidade do item 4, havia uma hostilidade e uma depreciação generalizada das qualidades tidas como "humanas", tais como empatia, compaixão e solidariedade.

8. *Projeções*: tendência a acreditar que aconteciam coisas selvagens e perigosas no mundo.

9. *Sexo*: preocupação excessiva com "as novidades sexuais que andam acontecendo por aí".

Esse elenco de ideias e atitudes não parece se distanciar do que presenciamos empiricamente entre os que hoje em dia, ao nosso redor, se encantam pelo exercício do autoritarismo e exaltam lideranças antidemocráticas.

Entrevistas mais longas e detalhadas, baseadas, em boa medida, em pressupostos da psicanálise, analisaram as narrativas de uma amostra de homens e mulheres sobre os pais, a atmosfera da infância, as relações amorosas, com o trabalho e com outras pessoas de um modo geral.

A escala "fascista" (F)

A avaliação dos pais

Os indivíduos que simpatizavam com regimes de força tendiam a idealizar as qualidades dos pais, acrescentando à admiração por eles falas no sentido de que "tudo era bom". Descreviam os pais por meio de superlativos como "um homem excelente em todos os sentidos" ou "a melhor mãe do mundo", bem como realçavam, com frequência, a boa aparência deles e os benefícios materiais que eles haviam lhes proporcionado.

A ausência de crítica aos pais combinava com uma obediência inquestionável devida a eles. Essa visão coexistia com relatos de um ambiente severo, bastante impessoal na infância, em que a barreira entre pais e filhos inibia a intimidade e chegava ao ponto de eles mal se falarem.

A glorificação estereotipada dos pais e a negação de que tivessem tido algum problema com eles encobriam, ao se aprofundarem as entrevistas, sentimentos de hostilidade e vitimização: mulheres se ressentiam porque os irmãos de sexo masculino eram mais valorizados, homens denunciavam arbitrariedades, e uns e outros relatavam a inexistência de afetos calorosos ou sinceros.

O ressentimento das mulheres por serem preteridas em relação aos irmãos aparecia em frases como: "ele financiou a educação dos meninos e esperava que as mulheres ficassem em casa e fossem damas" ou "eu tinha de me levantar cedo com a minha mãe e cozinhar e limpar a casa o dia todo. Eu dizia que aquilo era injusto porque meu irmão podia brincar. Minha mãe respondia que, bem, ele era um menino, e isso me deixava furiosa".

Quem ocupava uma posição destacada na escala fascista nunca se referia de maneira espontânea à infância: sem dúvida, essas pessoas negavam a responsabilidade dos pais pelas dificuldades com que se deparavam na vida adulta. Pergunta-das sobre os primeiros anos, falavam, curiosamente, de lembranças felizes, a despeito da carência de afeto, do pouco tempo passado com os pais e da rigidez nas regras da casa. Talvez para justificar a disciplina dura, muitos diziam que tinham sido crianças difíceis.

Em contrapartida, o amor mais genuíno, relatado pelos indivíduos de pontuação mais baixa na escala do fascismo, permitia, aparentemente, que eles fizessem mais críticas aos pais, sem o receio de comprometerem, ao que parece, o afeto que deles recebiam. Em vez de superestimá-los de modo exagerado, tais indivíduos falavam de ligações mais estreitas, em que os pais haviam sido fonte de calor, segurança e conforto.

Pais amorosos pareciam ser comuns entre os indivíduos "menos fascistas". Esses pais haviam passado muito tempo brincando e "fazendo coisas" com os filhos.

Os indivíduos de baixa pontuação eram mais francos para falar dos conflitos no casamento dos pais. Entre as mulheres, em particular, o relato de dificuldades entre os pais as diferenciava, claramente, das que haviam tido uma pontuação mais elevada.

Por um lado, os homens de escore alto na escala F diziam que a casa era dominada pelo pai, ao passo que a maioria dos homens com baixa pontuação diziam que a casa girava em torno da mãe, ou que a divisão entre os pais era igualitária. Era comum eles descreverem a mãe como calorosa, sociável, cativante, interessada em livros e nas artes.

Os indivíduos com simpatia maior pelo fascismo consideravam a família um bloco, um clã, endogâmico, que se movia em conjunto, com pouco lugar para as diferenças individuais. Essa atitude contrastava com avaliações mais objetivas e dotadas de mais nuances feitas pelos entrevistados que obtiveram uma pontuação mais baixa.

Atitudes em relação a sexo e relações afetivas

Para os indivíduos de pontuação elevada, na escolha do sexo oposto havia uma separação nítida entre as relações que eram apenas para sexo e aquelas em que eles buscavam afeição. Amor e sexo apareciam como um ideal conjunto, entrelaçado, naqueles que apresentavam pontuações mais baixas.

Se o nosso personagem simpatizante do fascismo fosse um homem, nas mulheres ele valorizava gentileza, docilidade, uma suposta pureza e ternura. Ele se concebia como um ideal de masculinidade, com ênfase em conquistas e numerosos encontros, e racionalizava eventuais falhas ou frustrações. Para ele, as mulheres se dividiam entre as puras e as vulgares.

Se o personagem fosse uma mulher de pontuação elevada, nos homens, idealizavam-se modelos morais, trabalhadores, cheios de energia.

Com pontuação alta, em entrevistados de ambos os sexos a escolha dos parceiros enfatizava o status socioeconômico, a participação na igreja e a conformidade com princípios conservadores. A mulher devia ser submissa ao homem e se esperava que ela ficasse em casa com as crianças.

Entre os que manifestavam maiores tendências ao fascismo, as expressões de um moralismo excessivo contrastavam com a promoção, na vida pessoal, da promiscuidade, com relações sexuais desafetivadas.

Entre os que tiveram pontuações mais baixas, os pais não eram ameaçadores e permitiam aos filhos a inclusão em sua masculinidade de um certo grau de tolerância, passividade e complacência.

Uma das características mais marcantes nos entrevistados com escores baixos era a capacidade de reconhecer falhas e inadequações, entre elas a insuficiência sexual.

As mulheres de baixa pontuação esperavam de seus parceiros companheirismo, calor, sociabilidade, interesses comuns, amor conjugado a sexo, compreensão, valores liberais.

Essas mulheres se prontificavam a reconhecer e enfrentar algum insucesso no campo amoroso e também a lidar com eventuais dificuldades para aceitar as limitações do que se considerava, na época, o papel feminino. Havia um conflito entre o amor pelo marido e as ambições profissionais prejudicadas pelo casamento.

Em indivíduos de pontuação mais baixa de ambos os sexos, aparecia uma maior liberalidade e tolerância em relação a outros. Ao contrário, entre os que tiveram um escore mais elevado predominava o autoritarismo e a rigidez frente ao parceiro.

Relações com outros

Os simpatizantes das ideias fascistas demonstravam dependência de outros — dos pais, ou do líder — para alcançar seus objetivos.

Quanto às metas principais de vida, havia um contraste pronunciado entre os indivíduos de baixa pontuação e os sujeitos de índices mais altos: uns tinham como objetivo principal relações de amor sincero, ao passo que os outros exibiam uma orientação mais clara pela busca de poder e benefícios materiais.

Os indivíduos com pontuação elevada tinham uma concepção utilitária das relações. Na superfície, o que parecia ser uma espécie de realismo, na verdade era falso, pois levava ao empobrecimento e à hostilidade nos vínculos. Essa atitude andava em paralelo com uma preocupação acentuada com o status social.

Também nas pontuações elevadas, havia uma externalização de sentimentos de agressividade projetados nos outros, que eram tidos como ameaçadores e perigosos. Daí a vontade de tais indivíduos de serem fortes. É fácil imaginar que para pessoas tomadas por esses temores a aproximação a quaisquer outros tenderia a ser precavida, manipulativa e oportunística. A escolha de amigos era quase sempre determinada pelo desejo de ganhar apoio na busca compulsiva pelo sucesso. Na relação com o trabalho, eles manifestavam indiferença quanto ao seu conteúdo e enfatizavam que ele era simples meio para alcançar sucesso e poder.

Os entrevistados com índices baixos na escala fascista pareciam mais livres para buscar, em suas amizades, um companheirismo afetuoso, prazer e interesses comuns, e apreciação das artes. O trabalho também revelava uma busca persistente por conquistas intelectuais ou pela realização de valores sociais relevantes. Eles eram mais abertos à experiência imediata e para avaliar as pessoas com base em méritos individuais e intrínsecos, em vez de julgá-las segundo sua posição na hierarquia social.

Os indivíduos de pontuação elevada apresentavam uma tendência a descreverem a si próprios predominantemente com traços positivos e a racionalizarem os aspectos negativos que eram inegáveis (talvez devido à disciplina dura a que haviam sido submetidos, tanto homens quanto mulheres se empenhavam em exibir uma boa aparência, originalmente para agradar aos pais).

Esses indivíduos também tendiam a se referir a suas dificuldades psicológicas como algo meramente físico, como uma "mancha hereditária". Em contrapartida, os entrevistados que obtiveram índices baixos preferiam explicações sociopsicológicas — eles costumavam se referir com frequência à infância para pensar na origem dos sintomas.

Em pontuações elevadas, as propriedades e o dinheiro representavam uma extensão da subjetividade. As posses materiais eram uma finalidade e não um meio para a obtenção de outras coisas.

A trajetória da obra

O livro provocou intensos debates nos primeiros anos após sua publicação. A seleção da amostra, a elaboração das diferentes escalas, a compilação dos resultados e sua interpretação sofreram inúmeras críticas.

Não podemos esquecer que, originalmente, o estudo visava compreender a atração exercida por regimes de extrema direita. Pouco depois de seu aparecimento, o macarthismo e a Guerra Fria ocuparam a agenda política dos Estados Unidos, e a demonização ideológica se voltou contra os partidos e governos de esquerda. Reside nisso uma razão importante para o apagamento do interesse inicial despertado pelo livro.

Nos anos 1970 e 1980, Robert Altemeyer, um psicólogo canadense, realizou pesquisas extensas para determinar os traços do que ele chamava de autoritarismo de extrema direita (construiu ainda uma escala para identificar as características de quem apoiava ideias da extrema esquerda). Embora Altemeyer tenha feito um grande esforço para afirmar que suas conclusões eram muito diferentes das obtidas pelo grupo californiano sediado em Berkeley, a diferença fundamental entre as duas abordagens era a hipótese de Altemeyer de que não apenas nem principalmente o ambiente familiar moldava a subjetividade: religião, publicidade, professores, personagens de televisão, de filmes e de histórias em quadrinhos também ofereceriam uma contribuição significativa à posição ideológica de alguém.

Ao definir a personalidade de extrema direita, ele realçou a submissão à autoridade, a agressividade autoritária e o convencionalismo — o apego a preceitos conservadores.

A não ser pela origem das características dos indivíduos atraídos pelo poder e por governos antidemocráticos, as considerações de Altemeyer não se distanciaram muito das conclusões do estudo coordenado por Adorno.

Crítica

A partir do lugar único oferecido pela psicanálise a cada sujeito, poderíamos fazer um reparo a resultados quantitativos de toda pesquisa em psicologia. Dados como esses não interessam à psicanálise: a ela importa o que cada sujeito tem a dizer, elaborar e interpretar sobre si. Generalizações não têm valor.

A psicanálise nasceu precisamente no momento em que a medicina, impulsionada pelas ideias positivistas, passou a se utilizar da estatística, da universalização dos casos particulares, das pesquisas quantitativas, sem dúvida responsáveis pelo desenvolvimento extraordinário das ciências e da medicina em particular.

A psicanálise surgiu para resgatar o sujeito que naquele momento havia sido deixado de lado pela ciência. Estatísticas e pesquisas quantitativas jamais identificarão as causas do sofrimento inerente à condição humana.

A despeito disso, embora com limitações, as entrevistas individuais realizadas na porção qualitativa do trabalho coordenado por Adorno resultaram em aproximações preciosas do que escutamos e deduzimos da prática clínica cotidiana.

Lembremos que, nas entrevistas, os indivíduos de baixa pontuação na escala F reconheciam, com alguma facilidade e segurança, conflitos pessoais. Seriam eles, capazes de certa introspecção, os que poderiam recorrer um dia à psicanálise.

A tragédia do homem moderno: Shakespeare

Você veio à Terra para fazer
da Terra meu inferno.

Um fardo pesado foi seu parto para mim;

Rebelde e explosiva foi sua infância;

Seus dias de escola, assustadores,
desesperados, selvagens e furiosos;

Sua juventude, ousada,
destemida e aventureira;

Na idade adulta, orgulhoso,
sutil, malicioso e sangrento.

Mais suave, porém mais
lacerante, generoso no ódio.[1]

Mãe de Ricardo III

E que os deuses concedam, à medida
que Timão cresça, que seu ódio
cresça e alcance toda a raça
humana nos céus e nos infernos.[2]

Timão de Atenas

Os nomes de uma sucessão de torturadores, de homicidas cruéis, violentos, sem escrúpulos figuram no título de algumas das principais peças de quem quase sempre lidera as listas dos gênios da literatura.

Shakespeare viveu numa época de grandes transformações: até então, os fatos da vida dependiam da sorte, do "destino" ou da "vontade de Deus", mistérios a que as pessoas não tinham acesso. Os dogmas da Igreja compunham a única teoria de que o homem dispunha para explicar suas experiências e os fenômenos que o rodeavam. Shakespeare e Galileu nasceram no mesmo ano, 1564. Galileu e, antes dele, Copérnico começaram a abalar o dogmatismo obscurantista da Igreja ao descobrirem que a Terra não era o centro do sistema solar. A revelação era tão revolucionária e ameaçadora que Copérnico guardou-a numa gaveta e Galileu se viu obrigado a recuar ante as ameaças da Igreja.

No início do século XVII, René Descartes fundou as bases da ciência moderna, desestabilizou as verdades religiosas e inaugurou a incerteza, a dúvida e as relações de causa e efeito para explicar os fenômenos naturais. Despontava um mundo em que despertaria aos poucos o indivíduo, cada vez mais autorizado a pensar por si, a buscar um sentido pessoal para a vida.

Na figura de Hamlet, Shakespeare inventou o homem introspectivo, hesitante, reflexivo, ambivalente, que não navegava ao sabor de uma sucessão arbitrária de acontecimentos, mas tinha consciência de que a maioria dos fatos da vida dependia de suas escolhas.

Por outro lado, os demais protagonistas das tragédias de Shakespeare eram assassinos bárbaros, insensíveis, impiedosos. Todos eles foram um dia abandonados, traídos, humilhados ou constrangidos. Todos perderam, em algum momento, a dignidade e a honra ante o desprezo, a desconsideração ou o desamor que desafiava, depreciava ou ridicularizava a coragem ou a suposta masculinidade de cada um deles. A humilhação e a vergonha sofridas se convertiam em ódio frio, inclemente, que resultava em violência brutal. Na busca pela reparação do orgulho ferido ou ameaçado, apesar de cometerem atrocidades, eles se pensavam inocentes e justos. Para eles, o orgulho ferido tornava o crime moralmente aceitável.[3]

Violência

Ricardo III era corcunda, constrangido pela malformação que o marcava desde o dia em que nascera. Para ascender ao trono da Inglaterra, ele se entregou a uma sequência maquiavélica de matanças. No final, assombrado pelos fantasmas das vítimas, acabou sendo morto no campo de batalha pelo seu sucessor.

A fim de se tornar cônsul em Roma, Coriolano se transformou numa máquina de matar, incitado pela mãe, a qual imaginava que a partir dos feitos do filho ganharia honra e poder.

Otelo, general da armada de Veneza, matou a amada porque foi levado a crer, equivocadamente, que estava sendo traído por ela; Iago, o oficial que o enganou, se sentira injustiçado quando Otelo promovera Cássio, um capitão da armada, em seu lugar.

Macbeth, desafiado pela mulher, a qual lhe dizia que, se não o fizesse, seria um covarde, assassinou o rei da Escócia, e outros mais, para assumir o trono e oferecer a ela o lugar de rainha.

Timão de Atenas se transformou num genocida ao propor o massacre de velhos, mulheres e crianças, para se vingar de amigos que haviam sido desleais com ele: bajulavam-no quando era rico e o abandonaram depois que perdeu a sua fortuna.

A galeria de personagens humilhados, alinhada por Shakespeare, espelha as situações com que nos deparamos no dia a dia: ela compreende homens desvalorizados por um defeito físico, desafiados, traídos ou depreciados pela mãe, pelo pai, pela amante, pela esposa ou pelos amigos. Esses homens abraçam a violência, agridem de diferentes maneiras ou matam para recuperar o amor-próprio, reaver a masculinidade ridicularizada, restaurar uma suposta dignidade e honra.

Vimos como são comuns as situações familiares em que crianças são constrangidas. A humilhação tem parentesco com a vergonha e o desamor quando os pais negligenciam ou abandonam os filhos, quando o afeto que oferecem está longe de ser incondicional, quando instauram diferenças entre filhos do mesmo sexo ou de sexos diferentes. Vimos como as crianças podem ser desrespeitadas pela exposição à vida sexual dos pais, pelas inúmeras modalidades de abuso e assédio que podem vitimá-las. Vimos como a humilhação pode ser amplificada se as queixas e denúncias das crianças ou dos adolescentes forem desacreditadas.

Essas crianças — e futuros adultos — se pensam inocentes, moralmente autorizadas a dar curso livre ao ressentimento, ao ódio e à violência. Não têm nenhuma familiaridade com a empatia pelo outro. Ela é interditada. Na lógica da assim chamada ética da vergonha, essas crianças poderão se tornar violentas e cruéis em qualquer idade, inclusive na vida adulta.

Como as tragédias de Shakespeare nos mostram, esses indivíduos se viram tão desqualificados ou menosprezados que só conseguem conceber a reparação da desonra sofrida por meio da destruição do outro. A violência tem o caráter de um vício: propicia alívio passageiro e terá de ser periodicamente reiterada.

O avesso da ética da vergonha é a ética da culpa. Crianças que foram respeitadas, tratadas com cuidado e consideração, acolhidas com afeto e dignidade, terão dificuldade para serem violentas com um outro. Ao contrário: a possibilidade de terem sido descuidadas com alguém ou de terem causado um prejuízo a qualquer pessoa resultará em pensamentos pesarosos de falta e dívida. Na ética judaico-cristã temos as expiações dos pecados e as penitências. Em outras palavras, ao contrário do que acontece na "ética da vergonha", na "ética da culpa" a violência se volta contra o próprio indivíduo. Na ausência da religiosidade, a ideia de dívida se distribuirá por inúmeras modalidades de mal-estar: resumindo, teremos as várias maneiras em que alguém não se autorizará a desfrutar de suas conquistas, poderá se sabotar ou se conter, voltando, assim, a agressividade contra si mesmo.

Os assassinos criados por Shakespeare são homens. Qual será o lugar reservado por ele às mulheres que na infância, ou mesmo na vida adulta, foram humilhadas ou constrangidas? Em *Coriolano* e *Macbeth* são elas que incitam os homens a cometer crimes. No caso das mulheres, a violência não será truculenta, não será análoga à atuação da masculinidade depredadora e predatória. A violência se expressará de modos mais insidiosos, mas não menos cruéis. Como vimos, poderá ser por meio da instigação do homem suscetível às artimanhas delas. Poderá se dar por meio de ardis corrosivos, em que a maldade não se traduz no crime ruidoso, sangrento, mas tortura, destrói e, por vezes, mata lentamente.

Nas histórias familiares, o mais comum — embora nada exclusivo — é que meninos sejam humilhados pelos pais e meninas pelas mães. A violência praticada por um e outro costuma ser repetição, sem nenhuma culpa inibidora, dos atos do pai ou da mãe na geração anterior.

A clínica diária evidencia a importância para o analisando do papel exercido por alguém a cada momento da vida. Uma mulher que foi uma mãe terrível para uma filha poderá, não raro, ser uma avó dedicada e afetuosa para suas netas. Ela demonstra, claramente, inclusive para a filha, que sua posição enquanto mãe foi fruto de uma escolha e não de uma limitação inevitável. Por outro lado, grandes criminosos podem ser pais cuidadosos e gentis.

Ainda no terreno dos diferentes papéis, pais ou mães afáveis, acolhedores e dedicados podem ser muito destrutivos e desleais para com seus parceiros.

A relação de filhos com os pais tende a ser dominada pela ética da culpa. Nessa situação, a repetição de insucessos, limitações ou angústias, na missão de proteger a geração anterior, não deixa de ser uma forma de violência voltada contra o próprio sujeito.

Uma saída possível — *words, give me words*

No final dos anos 1990, James Gilligan desenvolveu ao longo de vários meses, numa penitenciária de San Francisco, um experimento inusitado. Os homens de um bloco inteiro da prisão passaram a cumprir uma extensa programação de doze horas diárias, durante seis dias da semana. Duas horas consistiam em psicoterapia em grupo: eles deveriam escrever uma peça teatral em um ato evocando uma situação que poderia levá-los a se tornarem violentos; a peça seria representada por outros presos ou por voluntários da comunidade; uma ou duas vezes por semana, vítimas de violência falariam aos prisioneiros sobre a dor causada pela crueldade sofrida; havia ainda ateliês de artes, poesia e ensino acadêmico.

As sessões, em que eles narravam os pensamentos que antecederam os crimes, revelaram como era difundida entre eles a crença de que o mundo se dividia entre seres superiores e seres inferiores, sendo os homens, nessa hierarquia, superiores às mulheres. Um homem de verdade era superior também aos demais homens. A possibilidade de verem a masculinidade desafiada os aterrorizava, pois punha em risco a identidade deles. A verbalização de tais preceitos os fez enxergar como eles eram absurdos e destrutivos. No fim, esses homens passaram a conduzir as sessões de terapia dos recém-chegados. Os resultados da prática foram espantosos. A violência na prisão caiu a zero. O índice de reincidência após a libertação, uma vez cumprida a pena, foi 83% menor do que entre prisioneiros que não haviam participado do programa.

(No estudo coordenado por Adorno que vimos no capítulo anterior, sobre a personalidade autoritária, as pontuações mais altas na escala do fascismo foram obtidas por criminosos violentos da penitenciária de San Quentin, na mesma Califórnia em que James Gilligan realizou o projeto com detentos.)

O que na verdade se ofereceu a esses homens? Uma palavra, palavras, a possibilidade de inscrição de uma identidade diferente que lhes conferiu honra e dignidade — segundo os autores, eles ganharam palavras: "*Words, words, give me words*".

A despeito de ter sido premiado por um departamento de Harvard, o programa foi atacado por políticos de direita que não toleraram a "frouxidão" ante criminosos.

Lembrando Umberto Eco, aos fascistas interessa a promoção permanente da violência.

Humilhação e valores culturais

O conceito antropológico de culturas da vergonha e culturas da culpa foi criado por Ruth Benedict em *O crisântemo e a espada: Padrões da cultura japonesa*. Ela diz:

> As verdadeiras culturas da vergonha se valem de punições externas para que se obtenham bons comportamentos, ao contrário das culturas da culpa, que os obtêm por meio de uma convicção internalizada do que seja o pecado. Vergonha é uma reação à crítica de outros. Um homem é humilhado ao ser abertamente ridicularizado ou rejeitado, ou ao fantasiar para si mesmo que ele foi ridículo. Em todos os casos trata-se de uma punição poderosa. Mas ela requer uma audiência ou, ao menos, a fantasia de um homem sobre uma audiência. A culpa não.[4]

Culturas da vergonha são fortemente marcadas pela herança patriarcal e exibem estruturas sociais etnocêntricas e valores que dividem as pessoas segundo o status socioeconômico.

Tais distinções separam a população em aristocratas (privilegiados), pessoas comuns e servidores. Nessas culturas, prevalece a "ética da humilhação", fundada sobre a binariedade e hierarquia de gêneros, em que toda dúvida sobre a masculinidade, ou seja, sobre o desempenho sexual — e mesmo em outras áreas — de um homem justifica que ele recorra à violência como meio de recuperar sua honra e dignidade.

Essas culturas costumam apresentar grandes desigualdades sociais, sensibilidade extrema a ofensas, exibições de riqueza, de poder e de posse, e transmissão hereditária de propriedades privadas. Também são frequentes a ênfase em glórias militares, a incidência alta de criminalidade, agressões por alcoolismo e vinganças pessoais. Por conta da preservação da honra, assume importância o encobrimento de faltas morais: assim, a mentira, o engano e a fraude são comuns.[5]

A certa altura, James Gilligan comenta que quase não há culpados nas prisões. Não que os detentos não reconheçam a prática dos crimes pelos quais foram condenados. Porém, eles não carregam nenhuma culpa por tê-los cometido. Apenas exerceram um direito.

Parte III:
Alguns outros que faltaram

O grupo e o líder

> [...] *ele me diz isso, mas o*
> *que é que ele quer?*
>
> Jacques Lacan

O outro como grupo

O outro poderoso é, com frequência, representado por um grupo. O grupo, ao reunir um certo número de pessoas que supostamente partilham das mesmas ideias, oferece uma identidade, uma designação, um rótulo, um lugar, um sentido para a vida, programa atividades, propicia encontros, propõe rituais e delimita um campo que deverá excluir os diferentes ou incrédulos, ensejando, dessa forma, acolhida e amparo: um refúgio contra as incertezas incômodas que nos perseguem.

O preço a pagar pela fantasia de fugir da solidão dissolvendo-se num grupo é a perda da liberdade.

O grupo muitas vezes se constitui e se organiza para se defender de uma ameaça externa, fictícia, inflada, que, ao convocar a nossa atenção, nos desobriga de pensar sobre as nossas próprias aflições e angústias. Um grupo pode ser formado por uma comunidade religiosa, um partido político — quanto mais radical, mais exigente em termos de lealdade —, um conjunto de portadores da mesma doença ou sintoma psíquico: as possibilidades são incontáveis.

Tomando o último exemplo, o fato de indivíduos compartilharem um transtorno ou um diagnóstico referente a uma condição psicológica não significa, em nenhuma hipótese, que eles tenham algum traço em comum. A medicina precisa reunir diagnósticos como diabetes, hipertireoidismo, uma forma de câncer ou outras doenças orgânicas para definir pesquisas, padronizar exames complementares e estratégias terapêuticas. A mesma atitude em relação aos males psíquicos resulta, como veremos adiante, numa precariedade decisiva em sua compreensão e tratamento. Grupos constituídos em torno de diagnósticos psiquiátricos são com frequência patrocinados por empresas farmacêuticas interessadas em promover suas drogas.

As palavras sem ideias

Os grupos formados pelas torcidas organizadas de clubes de futebol, quando eles não representam um bairro, uma cidade, uma região ou um país, são exemplos evidentes de uma aglutinação de pessoas em torno de um conjunto vazio, de um símbolo ou de um uniforme que pode apenas significar a continuidade de uma preferência (ou o avesso dela) da linhagem familiar, de uma antiga história de imigrantes ou de um acontecimento que na infância determinou, de modo fortuito, uma escolha, como, por exemplo, um torneio vencido, uma viagem agradável ou a simpatia de alguém próximo, de um outro, em síntese. Em certas cidades maiores ou em grandes metrópoles existem várias equipes que têm origens históricas diversas, embora quase nunca seja por elas que os torcedores façam suas escolhas. Inúmeras vezes o jogador que hoje está do lado verde, amanhã poderá estar do lado branco ou vermelho. Esses grupos podem se enfrentar com violência sem que seus integrantes compartilhem ideias políticas, ideológicas, econômicas, sociais ou religiosas. Eles comprovam que pessoas podem criar identificações coletivas e chegar a cometer crimes pela reunião em torno de uma bandeira ou de um símbolo que não representa nada: como se o imperativo fosse o exercício da violência e o pretexto pudesse ser qualquer um.

Num discurso proferido em 28 de fevereiro de 1936, em Hamburgo, Hitler disse: "Devemos desistir da ideia de que podemos satisfazer as massas com conceitos ideológicos, pois o único sentimento constante delas é o ódio".[1]

O fascismo se caracteriza pelas ideias sem conteúdo: seria semelhante, como disse um dia Lacan, a um vestido armado num cabide sem um corpo que o preencha, um vestido oco. Como uma camisa que apenas por ser verde é diferente da azul. O repertório linguístico das lideranças fascistas costuma ser escasso, cheio de superlativos, com referências depreciativas ao inimigo, restrito a clichês e frases banais de compreensão imediata, fáceis de repetir, "prêt-à-porter" para quem é incapaz de falar em nome próprio: essa simplicidade visa também a limitação de polêmicas ou reflexões, pois o líder é o único intérprete da realidade, sabe do que o povo precisa, e pontos de vista diferentes são um sinal de fraqueza, nada importam.

O outro como líder político

A partir de sua história individual, alguém poderá obedecer, cegamente, a um líder. Terá, nessa submissão, a oportunidade de fazer "um bom trabalho", sem avaliar em que ele consiste: assim se justificaram lideranças nazistas. Inúmeros documentos e relatos de entrevistas e interrogatórios provam que os comandantes alemães procuravam se desfazer de policiais, de militares ou de homens comuns que revelavam uma veia sádica, que cometiam crimes em nome do Estado mostrando prazer no que faziam. As deportações e as matanças deveriam significar um trabalho árduo, ingrato, cuja finalidade era o bem da nação. Há também evidências de que, se alguém se recusasse a cumprir o papel de torturador ou assassino, seria dispensado da tarefa sem represálias. Mesmo em situações catastróficas, em que movimentos de massa promovem atrocidades, pode, por vezes, existir a alternativa de não se participar delas. Ante essa possibilidade, a escolha dependerá do "resíduo psicológico" mencionado por Calligaris.

No ambiente político, o que define alguém como "uma pessoa de bem" não são seus atos, mas a fidelidade ao líder. A expressão lembra o "bom trabalho" ou o trabalho levado a "bom termo" pela Gestapo, pelos organizadores das deportações ou pelos comandantes dos campos de extermínio durante a Segunda Guerra. O próprio Adolf Eichmann disse que "pessoalmente não tinha nada contra os judeus".

Como escreveu Primo Levi, os SS não eram "indivíduos degenerados, malnascidos, sádicos, afetados por um vício de origem. Ao contrário, eram feitos de nossa mesma matéria, eram seres humanos médios, medianamente inteligentes, medianamente maus: salvo exceções, não eram monstros, tinham nossa face, mas foram *mal educados* [grifo meu]".[2]

Os governos contemporâneos de natureza fascista costumam chegar ao poder por meio de eleições. Com frequência, o líder autoritário não tem nenhum programa elaborado de governo. Em inúmeros casos, os integrantes do partido que vence a eleição se preparavam apenas para existir como oposição, numa certa marginalidade.

Na ausência de um plano de governo consistente ou bem estruturado, ganham evidência as pautas religiosas e identitárias a partir das quais os eleitores se reúnem numa solidariedade em que muitos escolhem o político "de quem mais gostam". Essas escolhas são pouco racionais. O que as determina são afetos que depois se convertem em ódios e violência. A fim de que tais temas sigam encobrindo a ausência de uma agenda voltada para melhores condições de saúde, de segurança, e para a redução da desigualdade, deverá haver, por parte do governo, um esforço deliberado para que a educação pública seja cada vez mais precária, para que se desmontem as instâncias culturais de toda natureza, em meio a uma exaltação alienante do fundamentalismo religioso, do controle da sexualidade de homens e mulheres, do uso da violência com o intuito de que se crie uma falsa sensação de segurança, da glorificação de uma família moralmente idealizada e do fanatismo nacionalista.

O líder poderá desprezar mulheres, legislar sobre seus corpos, poderá incentivar a venda de armas, poderá ser racista e homofóbico, poderá ser claramente corrupto e antidemocrático: a maioria dos seguidores desses líderes não vota neles a despeito de tais inconvenientes, mas exatamente por conta deles.

Os costumes, a vida familiar, a ética da conduta e o discurso do líder são em geral a antítese viva do decoro religioso, da preservação da unidade familiar e do recato sexual. Alguns fazem da desvalorização da mulher e da leniência frente ao estupro plataforma política.

As redes sociais servem para veicular mentiras e constituir uma legião de apaixonados por elas. Tudo se relativiza: sobre fatos científicos cada um tem seus pontos de vista, todos eles com o mesmo valor, o jornalismo também é tendencioso, ou seja, também mente, como mentem todos, e a polarização se dá em torno de crenças e crendices e não de fatos. Como a educação e a cultura não valem lá muita coisa, a opinião de todos é equivalente, ninguém tem mais conhecimento que o outro sobre nenhum assunto.

O líder tem um passado mítico, inventado, falso, que, como inúmeras lendas fundadoras de etnias ou nações, é pura invenção. No caso de políticos, o mito é fictício ou não tem conteúdo algum, e nesses casos a palavra "mito" remete muito mais ao mitômano, ao mentiroso compulsivo.

A catástrofe ética que permeia essas ideias e atitudes desaparece sob o manto que imuniza as "pessoas de bem", assim batizadas pelo governante de plantão.

Como disse Freud, "certamente se a intenção dos educadores é sufocar a capacidade da criança de pensamento independente, em favor de uma pretensa 'bondade' que tanto valorizam, não poderiam escolher melhor caminho do que ludibriá-la em questões sexuais e intimidá-la pela religião".[3] É claro que a frase se aplica também a adultos que nunca saíram da infância, da carência afetiva extrema, da dependência letal do olhar e das palavras de um outro.

O psicanalista ideal: Um outro desentendido e desinteressado

> *O senhor é de fora, meu amigo, mas meu estranho. Mas, talvez por isto mesmo. Falar com o estranho assim, que bem ouve e logo longe se vai embora, é um segundo proveito: faz do jeito que eu falasse mais comigo.*
>
> Guimarães Rosa

Quando começou a escrever o *Projeto para uma psicologia científica*, em que falou do desamparo do bebê, Freud voltava de trem para Viena depois de um encontro com Wilhelm Fliess, um otorrinolaringologista alemão com quem ele manteve uma extensa correspondência entre 1887 e 1904. Freud tinha por Fliess uma enorme admiração que só declinou no período que levou ao fim a amizade entre eles. Ao longo de anos, Freud lhe confiou questões íntimas, acontecimentos cotidianos e conflitos familiares, sonhos, lapsos e, acima de tudo, as primeiras reflexões que inauguraram uma disciplina radicalmente nova. Fliess teve o privilégio de acompanhar — sem entender muito bem do que se tratava — o nascimento da psicanálise.

Durante a fase de maior proximidade entre eles, Freud escreveu nada menos que os grandes textos sobre os lapsos, sobre o humor, sobre os sonhos, etiologia das neuroses e sexualidade infantil. Ele redigia seus esboços teóricos no corpo das cartas e por meio de anexos que chamava de rascunhos: alguns deles, designados por letras, figuram entre os seus principais escritos. Pelas respostas — e por alguns silêncios prolongados — de Fliess, podemos especular que ele não estava muito interessado nos achados do colega.

Entre 1895 e 1902 Freud teria feito o que chamava de "minha autoanálise". Seu método compreendia a anotação de seus pensamentos, a classificação destes por sequências, seguida das associações a que conduzia cada passagem, e as interpretações do material que aparecia. A análise de Freud teria sido uma cura pela reflexão solitária e pelo texto escrito e não pela palavra enunciada. Nas cartas para Fliess, ele falava de sua autoanálise e compartilhava algumas descobertas pessoais. Fantasiava em Fliess alguém que o alemão sem dúvida não era. Além da incompreensão e do desinteresse, Fliess lhe enviava suas próprias teorias sobre sexualidade e ritmos biológicos, que Freud elogiava, embora elas, evidentemente, não passassem de mistificações sem consistência nem relevância: não deixaram marca nenhuma na história da medicina ou da psicologia.

Certa vez, Freud lhe encaminhou uma paciente para que ela passasse por uma cirurgia nasal. Depois da operação, a jovem teve um sangramento abundante que só se resolveu quando outro médico retirou de seu nariz a gaze que Fliess havia esquecido lá.

Há quem diga que Freud teria feito boa parte de sua análise pessoal, ou ao menos uma supervisão de sua clínica, junto de Fliess, o desentendido desatento. Seria ele o analista ideal?

O analista: O outro que nada sabe

Quem procura um psicanalista tende a lhe atribuir um conhecimento especial a respeito da existência e das vias para alcançar certa felicidade. Imagina que o analista saiba quais seriam as melhores decisões e escolhas; ou seja, ele ocuparia o lugar privilegiado de alguém capaz de decifrar e discernir o desejo do analisando. Isso significa que, diante de hesitações, dúvidas e dilemas de quem o consulta, o analista teria clareza sobre o melhor caminho a seguir.

Muitas vezes se pede ao analista que desempenhe o papel de juiz dos atos do analisando ou de intérprete de seus sonhos, fantasias e receios.

Na formação de um analista, a vertente primordial e indispensável é sua própria análise pessoal, com base na qual ele deverá reconstruir a sua própria história e, a partir dela, reconhecer seus desejos, distintos das demandas vindas de fora, dos outros.

Além disso, deverá descobrir que:

• a história de qualquer outro não servirá para trazer clareza, nem como exemplo ou modelo para ele;

• a história do outro não servirá de comparação para nada que ele pense ou faça em relação às suas próprias questões;

• cada um que cumprir esse percurso terá reconstituído, uma vez mais, a seu modo, com seu estilo, os fundamentos da teoria psicanalítica; e

• cada um que cumprir esse trajeto terá certeza de que a história do outro não lhe serve para nada, que ele não tem nenhuma curiosidade utilitária por essa história, ou seja, poderá escutá-la sem pensar em si e em seus próprios impasses.

O analista deve ser, por excelência, aquele que sabe que não sabe nada sobre o desejo do outro. Esse suposto saber atribuído ao analista — que não o assume de fato — será o fundamento e o estímulo para um trabalho em que o analisando, ao destituir, gradualmente, o analista do lugar de quem sabe, poderá construir seus próprios saberes e se separar dos demais outros a quem se submete. Tal autonomia compreende o esvaziamento de todas as teorias que "sabem" o que seria bom para cada um de nós.

A libertação da autoridade e das demandas atribuídas a um outro configura um dos objetivos cruciais de um processo de análise pessoal. Uma análise deve permitir que alguém assuma plenamente o saber sobre seu desejo e a autoria de suas próprias decisões, atos e preferências.

A psicanálise sempre sobreviveu, a duras penas, à margem, nas sombras, em regimes tirânicos, em ditaduras de qualquer natureza ou em países onde a religião e o Estado se confundem, onde o indivíduo que pensa por si é perigoso e indesejável.

Quem se sustenta sobre a própria subjetividade não terá de pertencer a nenhum grupo, não terá de professar nenhum credo, seja ele religioso, ideológico, nacionalista ou preconceituoso, para que encontre nisso uma identidade, uma existência que o leve a não se pensar solitário ou excluído.

O outro que pensa que sabe

> *A explicação genética para as doenças*
> *psíquicas é a lobotomia dos tempos atuais.*
> De alguém que atendi um dia

> *Eu tinha dor para poder tomar o remédio.*
> De alguém que atendi um dia

Lembremos que, como vimos em *A personalidade autoritária*, a maioria dos indivíduos com pontuação elevada na escala do fascismo não tinha críticas aos pais, falava de infâncias nada problemáticas e atribuía eventuais dificuldades psicológicas a fatores hereditários ou, no mínimo, inatos. Um certo desinteresse pela história familiar, a busca de causas genéticas ou orgânicas para os assim chamados transtornos psíquicos e o recurso sistemático a medicações para o controle deles caracterizam a psiquiatria biológica dos nossos dias. Essa posição reforça a dos filhos de pais exemplares da pesquisa de Adorno.

No reino animal, podemos falar de um organismo, fruto de um código genético, exposto, após o nascimento, às contingências do ambiente natural em que vive. Entre nós, humanos, as coisas se dão de maneira bem diferente. Nascemos imersos num caldo de expectativas e de fantasias. Ganhamos, além da herança genética, uma herança histórica.

Entre nós, não podemos falar de instintos. Instintos se caracterizam por serem dados no nascimento, por terem sempre o mesmo mecanismo e a mesma finalidade, e por serem universais para cada espécie.

Nosso organismo é afetado e modificado desde os primeiros instantes de vida pela linguagem. Imaginemos, de modo bem simplificado, esquemático, rudimentar, a primeira mamada de um bebê. Ele traz, desde o nascimento, o reflexo de sucção. Todo objeto posto em contato com sua boca desperta os movimentos da mamada. Em nosso exemplo fictício, na primeira mamada a mãe que imaginamos pode estar bem-disposta e vai experimentar esse momento como algo prazeroso, com paciência, descontraída, concentrada no que faz, pronunciando palavras afetuosas. Uma outra mãe pode estar cansada, impaciente, ansiosa, cercada de parentes que a incomodam, e oferecer o seio para o bebê sem sequer olhar para ele. Nos dois casos, a mamada seguinte terá um passado, uma história determinada pelo que aconteceu na mamada anterior. E, assim, todas as interações de um bebê com o "outro" marcam seu organismo, modificam sua fisiologia, alteram, distorcem e subvertem o que, de início, poderiam ser "instintos naturais". O organismo começa a se transformar em corpo, o qual tem um proprietário que dirá um dia "meu corpo, minha cabeça, meu braço", e assim por diante.

É por essa razão que mesmo o assim chamado "instinto de sobrevivência" poderá ser anulado um dia pela automutilação, pela anorexia ou pelo suicídio.

Relações entre o psiquismo e o organismo

Se perguntarmos a um médico que passa apressado pelo corredor de um hospital qual seria a causa de um infarto, ele seguramente vai responder algo como "uma obstrução de um ramo das artérias coronárias (que irrigam o coração)". Imaginemos que uma pessoa receba uma notícia inesperada, trágica, e pouco depois tenha um infarto. Como fica a causa da catástrofe orgânica, biológica? Não seria a má notícia? A obstrução de uma artéria representa, por certo, o *mecanismo* do infarto, o conjunto de alterações fisiológicas que levaram à morte de uma porção do músculo cardíaco. A *causa* reside no psiquismo, em pensamentos, feitos de palavras, existentes porque nos banhamos em linguagem.

Poderíamos recorrer a um exemplo bem mais corriqueiro, como o aumento da frequência de batimentos cardíacos causado pela adrenalina fabricada pelas glândulas suprarrenais. Qualquer um de nós poderá ter palpitações, taquicardia, por conta de inúmeras causas não orgânicas: um pensamento, um sonho, um acontecimento desagradável. Novamente, a causa estará no campo psicológico, e o mecanismo de produção da taquicardia será o aumento da secreção de adrenalina.

Nesses dois exemplos temos o efeito, incontestável, de pensamentos — linguagem, palavras — sobre o organismo. Os diferentes órgãos da nossa anatomia interagem entre si o tempo todo. O psiquismo pode ser concebido como um órgão a mais — quase ausente da anatomia estudada pela medicina — que interage com os demais órgãos e os marca e modifica.

Nosso organismo é afetado desde o nascimento pelo nosso psiquismo ou, em outras palavras, pelo fato de que vivemos enredados numa malha de linguagem que pode ser imaginada como uma rede de pescador lançada sobre nós desde os primeiros instantes de vida.

A medicina: Um outro poderoso

A medicina é um "outro" que sabe sobre as doenças que nos espreitam e nos acometem mas que tende a depreciar as teorias psicológicas pessoais que temos sobre as suas causas, a não ser pelo uso preguiçoso de termos vagos como "estresse". Admite-se um "componente" psíquico na gênese de doenças cujos mecanismos orgânicos ainda são pouco claros. Nunca será possível traçar a fronteira entre esse "componente" e a causa orgânica. Ao mesmo tempo, é impossível descartar a participação — embora marginal — do dito "componente" na quase totalidade das doenças conhecidas.

A partir do século XIX, a medicina teve um desenvolvimento assombroso. Essa narrativa não é objetivo deste livro, mas a ampliação dos conhecimentos, o aumento da expectativa e da qualidade de vida, a riqueza e a eficácia dos procedimentos terapêuticos, tanto clínicos quanto cirúrgicos, são impressionantes e indiscutíveis.

Nesse percurso, a medicina transformou-se, progressivamente, na clínica do olhar e da estatística, como atestam os trabalhos de pesquisa e o refinamento dos exames laboratoriais e de imagem. Na prática, em inúmeras especialidades, é como se o paciente tivesse cada vez menos a dizer, pois dados objetivos revelam a presença e a extensão das doenças. Antes de dispor de um arsenal tão grande de informações e de tratamentos, o médico contava com recursos muito limitados, tinha pouco a fazer a não ser escutar o paciente e sentenciar um prognóstico. A competência do médico se media pelo acerto de suas previsões. Elas tinham algo de profético e, como deve ser verdade também nos dias de hoje, suas palavras tinham efeitos terapêuticos. As cerca de 2500 substâncias medicinais utilizadas ao longo da história eram placebos. Algumas poderiam ter efeitos farmacológicos reais, mas as doses e os ritmos de administração não seguiam nenhum protocolo definido que fosse fruto de uma eficácia científica medida ou comprovada.

Não é por acaso que a psicanálise, a clínica da escuta por excelência, nasceu na passagem entre os séculos XIX e XX quando um neurologista se deu conta de que a anatomia do sistema nervoso era insuficiente para explicar o que ele via em seus atendimentos. A psicanálise passou a oferecer o lugar onde alguém pode falar o que quiser sobre a sua doença, ou sobre um sofrimento de outra natureza. Tendemos a esquecer que, a partir da descoberta de Freud, inúmeros homens e, especialmente, mulheres antes rotulados, exibidos e confinados como "loucos" começaram a ser escutados.

O objeto original de estudo da medicina é a doença, em cada caso sua origem ou causa, seu diagnóstico, sua evolução, sua terapêutica e seu prognóstico. Com o aumento crescente dos sucessos terapêuticos e do valor da profilaxia, a medicina passou a se ocupar de áreas como a dieta, as atividades físicas, a qualidade do sono, a moral e os costumes, o nosso estilo de vida, o consumo de drogas e de álcool, uma suposta saúde psíquica, os padrões de beleza, a sexualidade, o lazer, o aprendizado, o trabalho, os relacionamentos afetivos e a educação dos filhos. Essa lista não é exaustiva.

Ao saber, numa infinidade de terrenos, o que é bom para cada um de nós, a medicina adquiriu um traço ideológico. É difícil imaginar um aspecto da vida em que a medicina não tenha uma orientação a oferecer. Pacientes dirigem perguntas ao médico sobre uma grande diversidade de temas e, frequentemente, recebem dele respostas que só podem ser baseadas em suas convicções pessoais: muitos desses assuntos não são temas de estudo num curso de medicina.

Diversas disciplinas se debruçam sobre a atividade médica e o significado das doenças nas diferentes culturas. São elas a antropologia da doença, e a sociologia, a filosofia e a ética da medicina. Nenhuma delas ganha mais que uma pincelada passageira na grande maioria dos currículos acadêmicos que preparam médicos. O estudo da história da medicina — quase inexistente —, com seus acertos e erros, poderia contribuir para o desenvolvimento de um olhar mais criterioso ante as novas descobertas: quase todas desaparecem, são aprimoradas ou substituídas um dia. A formação do médico seria muito mais rica se propusesse uma reflexão — enriquecida pelas outras ciências humanas — sobre a sua atividade.

Na esfera da política e da economia, a medicina participa da distribuição do orçamento público para a saúde. As entidades médicas se intrometem nas pautas de costumes, manipuladas por interesses políticos e eleitorais. No âmbito privado, médicos interagem com as empresas de seguros e, de forma por vezes opaca e inquietante, com as companhias farmacêuticas e de equipamentos médicos,[1] visto que eles passaram a ser o canal de escoamento da produção dessas indústrias.[2]

Esse poder todo é alimentado pelos pacientes que tendem a atribuir ao médico um conhecimento por demais abrangente e a expectativa, enganosa, de que ele trabalha com um saber exato e, portanto, livre de erros.

A psiquiatria, um outro também poderoso

A psiquiatria, uma das filhas mais jovens da medicina, escolheu, em paralelo com as descobertas da ciência-mãe, se valer das explicações genéticas, fisiológicas, bioquímicas, idealmente mensuráveis, para os fenômenos e males psíquicos.

A pretensão de oferecer explicações "científicas", "precisas", "estatisticamente comprovadas" para doenças psíquicas "reais, objetivamente classificáveis" tangencia, sem que tenha essa finalidade, o risco de alimentar certos traços do pensamento autoritário.

Considerando o termo "psiquiatria biológica", usado por Paulo Beer em *Verdade e sofrimento*, devemos lembrar que os tratamentos que precederam, ao longo do século XX, a introdução das primeiras drogas psiquiátricas deixaram um rastro cruel e desastroso. Em sua aplicação, e na lógica que os fundamentava, nenhum desses procedimentos levava em conta a narrativa do romance familiar — ou a subjetividade — do paciente submetido a eles.

Um pouco de história[3]

O reconhecimento da existência dos genes somente se deu por volta de trinta anos depois de sua descoberta pelo abade Gregor Mendel em 1856 (ano em que Freud nasceu), em Príbor, na Morávia, a cerca de 150 quilômetros apenas de Brno, onde o religioso trabalhava.

Com a descoberta das leis fundamentais da hereditariedade, o meio psiquiátrico logo cedeu à tentação de atribuir quadros psíquicos graves a causas genéticas. Essa lógica levou, por exemplo, à realização, no início do século XX, de milhares de "ovariectomias normais" — retiradas de ovários saudáveis — com a finalidade de esterilizar mulheres que eram portadoras de uma assim chamada "insanidade". A conduta não foi aplicada a testículos.

O insucesso seguinte, que durou algumas décadas, sucedeu a consolidação da microbiologia, a partir da descoberta dos agentes causadores das infecções. Henry Cotton, um psiquiatra do hospital de Trenton, em Nova Jersey, imaginou que transtornos mentais se originavam de focos ocultos de contaminação, os quais, por isso, deveriam ser extirpados. Desde 1907, e ao longo de 26 anos, centenas de pacientes tiveram seus dentes, amígdalas, estômago, porções do intestino, bexiga, testículos, colo de útero, ovários e trompas retirados. Por volta de 1930, Cotton passou a remover o cólon de crianças pequenas para evitar que elas apresentassem doenças mentais no futuro. A retrospectiva — tragicamente tardia — desses procedimentos demonstrou que cerca de 45% das vítimas faleciam após a cirurgia. Ele foi celebrado como um verdadeiro herói, e seu hospital era considerado um centro exemplar da moderna prática psiquiátrica. Cotton extraiu, profilaticamente, os dentes da mulher e dos próprios filhos pequenos que, mais tarde, adultos, se suicidaram. Em 1933 o obituário do *New York Times* assinalava a perda de um "pioneiro cuja influência humanitária tivera proporções monumentais".[4]

Entre os principais afetados pela Primeira Guerra estavam soldados emudecidos, paralisados, catatônicos, abatidos pelo tormento sofrido nas trincheiras. A começar pelo diagnóstico de "falta de vontade" ou "covardia", um médico vienense chamado Julius Wagner-Jauregg os submetia a múltiplas sessões de choques elétricos para que retornassem sem demora ao front. Como muitos deles morreram por conta do tratamento, Wagner-Jauregg foi processado pelo governo alemão depois da guerra. Freud participou do processo como testemunha de defesa de seu colega. Embora discordasse do método do pseudopsiquiatra, Freud procurou protegê-lo. Antes da guerra, Julius se propôs a tratar a "paralisia geral dos insanos", provocada pela sífilis terciária, por meio dos abalos causados pelos picos febris resultantes da injeção deliberada de parasitas da malária. A invenção, que com o tempo se mostrou obviamente descabida, redundou no prêmio Nobel de Medicina em 1927. Durante sua carreira, Wagner-Jauregg esterilizou pacientes esquizofrênicos cuja "doença" era atribuída à masturbação excessiva. Mais tarde, ele passou a apoiar a política de "higiene racial" advogada por Hitler e, ainda que sua primeira esposa fosse judia, quando Freud deixou Viena em 1938 Wagner já era um nazista fervoroso.

A descoberta da insulina e de sua capacidade para reduzir a taxa de glicose circulante propiciou novo desvario. Em doses elevadas, a administração de insulina levava a um coma em que pacientes desacordados pairavam entre a vida e a morte antes de voltarem a si, supostamente "tranquilizados". Segundo alguns relatos iniciais, o coma insulínico era capaz de curar cerca de 70% dos pacientes esquizofrênicos. Aos poucos, as lesões cerebrais provocadas pela hipoglicemia inviabilizaram o procedimento. Ele começou a ser aplicado nos anos 1930 e seu uso se estendeu até 1970.

Uma visita a um matadouro de porcos em Roma inspirou o neurologista Ugo Cerletti a propor e estrear a eletroterapia — também conhecida como eletrochoque — em abril de 1938 num paciente esquizofrênico. A partir de então, o método se difundiu e passou a ser amplamente utilizado em diversas situações, sem anestesia nas primeiras décadas. De acordo com os registros do hospital de Stockton, na Califórnia, o procedimento era indicado para pacientes "combativos", "agitados", "barulhentos", "argumentativos", "resistentes", "briguentos", "teimosos", "agressivos", "obstinados", "não cooperativos", "hiperativos" e que "se desnudavam". As evidências de sucesso eram reconhecidas quando eles se tornavam "mais silenciosos", "controláveis", "calmos", "mais alegres" ou "cooperativos". O interesse pela eletroterapia se renovou, e ela tem sido recomendada em casos de depressão resistente a tratamento medicamentoso e mesmo, com riscos, para certos casos de TDAH.[5]

Em 1935 surgiu a terapia pelo uso de uma droga chamada metrazol. Ela causava crises convulsivas violentas que, segundo seu criador, Ladislau Meduna, levariam à cura de pacientes esquizofrênicos. O metrazol acabou sendo abandonado em razão da gravidade das fraturas de ossos longos e vértebras que as convulsões provocavam na maioria dos pacientes. A isso se somava o terror incutido nas vítimas de sessões consecutivas, por vezes diárias, e a alta incidência de mortes após as crises convulsivas.

Vale lembrar que o coma insulínico, as sessões de eletroterapia e a indução das crises convulsivas eram praticados várias vezes por semana, chegando a dezenas de aplicações para cada paciente. Também é importante ressaltar que mulheres constituíam sempre maioria expressiva entre os pacientes assim "tratados".

A lobotomia, ou seja, a destruição das conexões entre os lobos frontais (a porção anterior) e o restante do cérebro, foi proposta, de início, por um médico português, Egas Moniz, cuja "pesquisa" preliminar foi feita em chimpanzés. Moniz notou que depois da cirurgia eles ficavam mais dóceis. A ideia inspirou o tratamento das psicoses. Largamente aceita nos Estados Unidos, ela teve entre seus maiores entusiastas um neurologista chamado Walter Freeman. Para que a lobotomia pudesse ser realizada em instituições com menos recursos, ele criou um método em que bastava um picador de gelo para penetrar no crânio por meio de um furo na porção superior da órbita dos pacientes, sem anestesia geral. Com esse instrumento, às cegas, ele secionava, em menos de cinco minutos, as fibras nervosas da porção anterior do cérebro. Freeman percorreu o país de carro e chegou a fazer 4 mil lobotomias, até mesmo em pré-adolescentes de doze anos de idade. Popularizou a técnica que deixou uma trilha de mutilações e mortes. Freeman não era cirurgião. Egas Moniz ganhou o prêmio Nobel de Medicina em 1939. A lobotomia deixou de ser praticada somente em 1967.

O leito de Procusto

Segundo a lenda grega, na cidade de Elêusis vivia um ferreiro chamado Procusto que submetia quem passasse diante de sua casa a um suplício particularmente cruel. Ele estendia uma cama de ferro à beira da estrada e obrigava os viajantes a se deitarem sobre ela. Se a vítima fosse maior que a cama, Procusto amputava seus membros de modo que o infeliz passasse a caber nela. Se o desaventurado fosse menor que a cama, o ferreiro amarrava seus braços e pernas e os esticava até que alcançassem os limites do leito. A maldade de Procusto abrigava um refinamento adicional: ele tinha mais de uma cama e escolhia sempre aquela que seria inadequada para o sacrificado.

Na medida em que certos diagnósticos de males psíquicos se baseiam em listas de sintomas, de frequência e duração arbitrária, por vezes dependentes de "testes" de avaliação subjetiva, estamos diante de um leito de Procusto simbólico. Os parâmetros de normal e patológico determinam quais seriam comportamentos desejáveis (por quem?).

Segundo Françoise Dolto, "aplicam-se testes aos recrutas, aos empregados das grandes empresas, jornais e revistas chegam ao ponto de oferecer aos leitores a possibilidade de fazer um juízo acerca de si mesmos mediante uma série de testes de padrões imprecisos, os quais, com maior ou menor seriedade, difundem entre o grande público noções de psicologia".

O uso de medicações restabeleceria um desejado equilíbrio bioquímico. Em alguns casos o raciocínio terapêutico se aproxima da ideia de que, se uma dor de cabeça melhora pela ingestão de aspirina, a dor deve ser causada pela ausência de ácido acetilsalicílico.

A partir de imagens cerebrais sofisticadas sem resultados que impliquem medidas práticas,[6] as ciências da mente tratam os "transtornos" psíquicos como se fossem doenças semelhantes a um diabetes, um hipotireoidismo, uma arritmia cardíaca: nessas doenças uma reposição hormonal ou uma droga eficaz restabelece o equilíbrio perdido. A medicação para transtornos psíquicos levaria à normalização (dificilmente verificável) de substâncias químicas, configurando um imaginário leito de Procusto biológico. A supressão indiscriminada de afetos, o achatamento das percepções, a perda do desejo sexual (com evidências de que a perda persiste após a suspensão da droga),[7] consequências indesejáveis de um grande número de medicamentos, flertam com certa eugenia psíquica.

Desde o lançamento da primeira droga com finalidades terapêuticas para o psiquismo, em 1952, a sequência de criações da indústria farmacêutica tem levado, progressivamente, a psiquiatria biológica a um claro impasse. Ausência de evidências palpáveis de bons resultados,[8] desprezo pelo papel central do efeito placebo,[9] drogas que determinam riscos à saúde a longo prazo, trabalhos de pesquisa com equívocos metodológicos[10] ou simplesmente não publicados quando apresentam resultados negativos,[11] estudos retrospectivos — ignorados — que desaconselham inúmeras drogas, relações promíscuas entre psiquiatras, departamentos acadêmicos e a indústria farmacêutica, fazem com que a psiquiatria biológica tenha de repensar — segundo muitos de seus grandes nomes e suas próprias publicações mais relevantes — seus caminhos.[12]

Atualmente, a atenção do psiquiatra se concentra na narrativa de sintomas que atenderão aos critérios do *Manual diagnóstico e estatístico*, mais conhecido como DSM,[13] que enumera mais de três centenas de diagnósticos, num sistema de crenças cultivado por profissionais, pelos planos de saúde e pela mídia.

Apesar do nome, no *Manual diagnóstico e estatístico* não figura nenhum dado estatístico, nenhuma hipótese sobre causa e nenhuma sugestão terapêutica para os assim ditos "transtornos". Não há bibliografia nem referência alguma às fontes das classificações ali propostas. Estas foram elaboradas por comitês de psiquiatras, entre os quais muitos tinham, comprovadamente, interesses financeiros ligados à indústria farmacêutica.[14]

Nisso, nos deparamos com uma "psiquiatria demandada por uma cultura que deseja medicalizar todo incômodo que perturbe pais, professores, motoristas de ônibus e os demais poderes".[15] Assim se "geram combinações socialmente permissíveis de sintomas e entidades patológicas".[16] Essa conjuntura é herança do "modo psiquiátrico de pensar", estabelecido pelo psiquiatra alemão Emil Kraepelin no final do século XIX e nas duas primeiras décadas do XX. Nascido no mesmo ano que Freud — 1856 —, Kraepelin postulou que os transtornos psiquiátricos eram doenças do cérebro causadas pela constituição genética ou por alterações bioquímicas do sistema nervoso. Seu célebre *Compêndio* influencia até os dias de hoje os sistemas de classificação em psiquiatria.[17] Kraepelin também se dedicou ao estudo de desvios morais, definiu a criminalidade como algo inato e defendeu a eugenia e instrumentos de proteção da pureza das raças. Antes dele, em 1867, seu compatriota Wilhelm Griesinger fundava a psiquiatria biológica ao afirmar que "o primeiro passo na direção de um conhecimento dos sintomas [da insanidade] é sua localização — a que órgão as indicações da doença pertencem? Fatores fisiológicos e patológicos nos mostram que esse órgão só pode ser o cérebro".[18]

Os trabalhos de pesquisa em psiquiatria se voltam principalmente para o encontro de possíveis alterações genéticas ou bioquímicas que afetariam o sistema nervoso. Hoje em dia, a resultante da nomeação conferida a um conjunto de sintomas é, na quase totalidade dos casos, a de oferecer uma prescrição medicamentosa.[19] A identificação de modificações orgânicas (presentes em incontáveis doenças indiscutivelmente causadas por circunstâncias psicológicas) leva à presunção de que os males psíquicos são "reais". Essa hipótese acentua cada vez mais a desconsideração, na anamnese do paciente, por sua "idade, seu modo de vida e toda uma série de acontecimentos que figuram como acidentes em relação ao núcleo essencial" da doença.[20]

No que Foucault chamou de medicina botânica, o fato patológico existe como uma espécie animal ou vegetal, com vida própria, em que o "paciente é apenas um fato exterior em relação àquilo de que sofre".[21] Tal perspectiva desobriga o paciente de se ver como responsável por seus sintomas e, portanto, suprime o que ele mesmo poderia fazer para decifrar o seu sentido e se apropriar do trabalho por sua modificação ou desaparecimento.

Sem um receituário sobre a mesa para a indicação de algum medicamento, o psiquiatra se veria hoje quase sempre impotente em seu consultório. Por outro lado, crescem as evidências de que há alternativas bem menos lesivas para as drogas, como a prática de atividades físicas em casos de depressão, por exemplo.[22]

Na grande maioria das vezes em que um paciente medicado para os principais transtornos psiquiátricos se dedica a um processo de análise com firmeza e paciência, as drogas poderão — mediante um planejamento criterioso — ser descartadas, levando a inúmeros benefícios, entre eles a substituição da ideia de controle a partir de algo ingerido, vindo de fora, pela de cura por meio de empenho e determinação.

Muitos psiquiatras reconhecem a importância do trabalho psicoterapêutico associado às medicações. Seria desejável que sua finalidade fosse a suspensão das drogas pelo risco cada vez mais claro da persistência dos efeitos colaterais depois de seu uso[23] e de danos futuros causados por muitas delas.[24]

A psiquiatria desempenha um papel importante principalmente em situações graves, quando o controle dos sintomas de natureza psicológica se afigura impossível sem o recurso a medicações. Exemplos, entre outros, seriam uso excessivo de drogas ou de álcool, anorexias com risco de comprometimento físico, cenários de risco de suicídio ou outros em que a saúde orgânica ou a vida de pacientes está em jogo. Existem também circunstâncias ou contingências em que um tratamento não medicamentoso é impraticável pela gravidade do comprometimento psíquico, pela resistência a uma abordagem "psicológica", pela idade ou condições sociais ou familiares do paciente.

Não somos responsáveis

A assim chamada psiquiatria biológica é filiada à uniformização pretendida pela ciência, por meio de um projeto que consiste em reduzir o ser humano à sua constituição biológica. Essa posição implica um problema ético, uma vez que pelo fato de ser falante o homem não é puro organismo dependente de um código genético, exposto a contingências ambientais. Além disso, o diagnóstico proferido, a nomeação de um transtorno, um rótulo, afeta quem o recebe. O novo nome representa um acréscimo à identidade do indivíduo. Parece diferente de um diagnóstico veterinário.[25] Com a disseminação cultural de termos psiquiátricos, alguns pacientes sabem o que o médico busca nas anamneses e outros se autodiagnosticam pela internet. Um estudo recente mostrou que quase 25% dos estudantes universitários nos Estados Unidos se consideram deprimidos e pensam que a solução melhor seria a medicamentosa.[26]

Não devemos nos esquecer também de que com a passagem do tempo toda verdade científica se torna obsoleta, será sempre substituída por um novo saber e, por essa razão, toda certeza é passageira e evanescente, como atestam a história da medicina e a da psiquiatria em particular.

O mito do desequilíbrio químico leva a um problema fundamental: propicia uma visão pessimista sobre sintomas como depressão, por exemplo, pois as pessoas acreditam que não têm nenhum controle sobre seus estados de espírito e não podem mudar porque é assim que funcionam as conexões de seu cérebro.[27] O aumento da presença de serotonina cerebral, por exemplo, como um mecanismo fundamental de ação de um grande grupo de antidepressivos já não se sustenta. A despeito das evidências científicas claras da falência dessa tese, não se fala disso.[28]

Nas questões psíquicas, apesar do empenho na busca de causas biológicas e de soluções farmacológicas, os esforços têm sido enganosos e, sistematicamente, ineficazes. Enganosos porque o organismo é, em infinitas circunstâncias, sujeito ao psiquismo: em outras palavras, a pensamentos, ideias, conscientes ou não, que geram modificações biológicas. Ineficazes porque certas drogas servem, ao longo do tempo, para condições contraditórias entre si[29] ou se deparam com refutação a seus fundamentos quando testadas por períodos prolongados.

A psiquiatria ignora (ou procura ignorar) dois aspectos fundamentais das relações entre o psiquismo e o organismo. O principal diz respeito às interações entre o pensamento (palavras, linguagem) e a fisiologia. O segundo é a hipótese de que, quando o paciente diz querer alguma coisa, ele de fato a deseja: curar-se, por exemplo. Todo psicanalista sabe que por vezes um paciente, ao apresentar uma doença ao médico, revela, a despeito de sua queixa, aquilo que ele mais deseja conservar. Médicos experientes com frequência desenvolvem esse tipo de percepção.

A ingerência da medicina, por meio da psiquiatria, no terreno dos desejos humanos é problemática. Como diz Lacan no seminário sobre a ética, tal desejo foi longamente anestesiado pelos moralistas, domesticado por educadores e traído pelas academias. A esperança de uma solução foi entregue à ciência que, em troca de financiamentos vultosos, prometeu o sonhado bem-estar. Na vertente do desejo, a ciência persegue a resolução de algo que por sua própria natureza lhe escapa. O desejo não poderá ser localizado neste ou naquele grupo de neurônios, nesta ou naquela região cerebral, nem será jamais mediado — e muito menos manipulável — por um neuro-hormônio ou outra molécula circulante.

Uma causa orgânica para os males psíquicos nos livra de responsabilidade pelo que nos atormenta e nega o papel dos pais e da subjetividade na produção das angústias e sofrimentos dos filhos. A teoria genética ou bioquímica nos aliena e nos distancia da possibilidade de refletirmos sobre os frutos das histórias que nos marcaram desde a infância. Uma psiquiatria que persegue respostas em genes e moléculas nega os efeitos da linguagem — pensamentos, feitos de palavras — sobre o corpo. Ela absolve sem inquérito as gerações anteriores de cada família.

A sedução da certeza

À medida que se desenvolvem procedimentos estéticos e drogas que supostamente podem modular nossos humores e estados de espírito, vivemos, de certa forma, sob a promessa de que teremos como conter os sinais da passagem do tempo e que nossas angústias, receios, insônias e desânimos poderão ser controlados por medicamentos de efeitos precisos e indispensáveis.

A promessa de solução rápida das diferentes formas de mal-estar psíquico é muito sedutora. O uso de drogas desloca quem sofre para uma posição passiva em que seu empenho se resume a engolir comprimidos. Alguns médicos de todas as especialidades, sem nenhum preparo, seja para identificar questões psíquicas, seja para tratar delas, receitam hoje em dia antidepressivos e outras drogas acreditando em nada além do feitiço do nome comercial e da ficção de que estão sendo eficientes.

O diagnóstico de TDAH se transformou numa catástrofe gestada nas escolas, a partir da disseminação do termo na cultura, sustentado pela mídia, por psiquiatras e neurologistas.[30] Esse tem sido o rótulo colado na fronte de toda criança ou adolescente que dá algum trabalho a professores e pais. A principal razão dessa escolha é a existência de drogas que supostamente suavizam os sintomas de alguém que escapa aos estereótipos esperados. O diagnóstico é feito por meio de testes que dependem de respostas subjetivas. Como já dissemos, ninguém pergunta "o que está acontecendo em casa?". A popularidade do diagnóstico é assombrosa.

A Ritalina foi criada para manter acordados os condutores de tanques do exército nazista em suas longas batalhas durante a Segunda Guerra. Nas primeiras décadas de uso farmacêutico ela era recomendada como um antidepressivo (reeditando a expressiva maioria de mulheres submetidas aos eletrochoques, comas insulínicos e lobotomias, a publicidade dedicada à Ritalina exibia somente mulheres caídas a um canto ou desanimadas junto de um aspirador de pó — essas imagens são facilmente encontradas na internet).

A Ritalina e seus derivados compõem um bom exemplo de drogas com inúmeros efeitos colaterais, testadas em pesquisas de duração muito curta, de duas semanas a pouco mais de seis meses, para um diagnóstico cuja faixa de idade foi sendo estendida arbitrariamente da criança ao adulto (tudo isso está escrito na bula da medicação). Estudos recentes, em análise de grandes contingentes de medicados, apontam para riscos cardiovasculares futuros pelo uso da Ritalina e seus derivados.[31]

Um novo transtorno

Todos nós conhecemos pessoas que se atrasam sistematicamente em seus compromissos, sejam eles amorosos, sociais ou profissionais. Todo psicanalista já atendeu alguém que chega pontualmente cinco ou dez minutos depois da hora marcada a cada sessão. As desculpas e os pretextos podem variar, mas o resultado é sempre o mesmo: o sintoma causa ansiedade e resulta em perdas de toda espécie.

A partir desses fatos, poderíamos criar uma nova entidade diagnóstica, um novo transtorno. Imaginemos algo assim: se alguém, desde os dezesseis anos de idade, se atrasa mais de cinco minutos em três a quatro compromissos por semana ao longo de mais de oito meses por ano, estaremos diante de um caso de Transtorno de Atrasos Sistemáticos. Poderíamos estabelecer parâmetros para casos leves, moderados e graves.

É claro que se trata de uma brincadeira e o transtorno citado não existe (ainda). Mas tal reunião de sintomas é o modelo de muitas das entidades constantes do DSM. Exatamente esse é o padrão que transformou timidez, episódios de angústia e teima infantil em fobia social, síndrome do pânico e transtorno opositor desafiador. É por essa razão que se pode questionar a simples concretude de algo como o TDAH. Sem falar do aumento desenfreado de diagnósticos quando a faixa etária é arbitrariamente ampliada, como no caso do próprio TDAH ou do transtorno bipolar, ou a abrangência dos sintomas é crescente, como no caso do espectro autista, ou o tempo de luto "normal" se reduz e inflaciona os casos de depressão.[32]

Uma matéria publicada no final de 2020 na *Harvard Review of Psychiatry* dizia que "a maioria dos especialistas em psiquiatria reconhece que os avanços nas neurociências ainda precisam ser transpostos para a prática clínica. Entretanto, a principal mensagem transmitida aos leigos é a de que transtornos mentais são doenças do cérebro curadas por medicações desenhadas cientificamente".[33] Também o *New England Journal of Medicine*, periódico médico respeitadíssimo, afirma que "os diagnósticos e medicações psiquiátricas proliferam sob a bandeira da medicina científica, embora não exista uma compreensão biológica ampla, seja das causas, seja dos tratamentos dos transtornos psiquiátricos".[34]

A psiquiatria biológica desempenha o papel de um outro muito poderoso que sabe de inúmeras verdades sobre nós. Nos dias de hoje, ela pretende proporcionar controle sobre um sem-número de "transtornos", apesar de a palavra "cura" raramente figurar em seu vocabulário. Cura seria mudança, transformação, deslocamento, supressão dos sintomas e a suspensão de tratamentos medicamentosos — e de seus efeitos colaterais.

Como os fascismos e as ideologias fundamentalistas têm horror à dúvida, à ambiguidade e à introspecção, a biologização dos sintomas psicológicos se harmoniza com o apego a certezas fáceis. Uma vertente significativa da psiquiatria atual, ao pretender a identificação de doenças "reais", exerce a atração das convicções biológicas. Ao inibir a reflexão, a busca pelas origens dos mal-estares, ao propor modificações somente na esfera comportamental, obtidas por efeitos bioquímicos, ou um sedutor, enganoso e insensato redesenho de conexões nervosas, a psiquiatria e as terapias cognitivo-comportamentais trabalham pelo aniquilamento da reflexão subjetiva.

Desde que a psiquiatria se transformou, no século XX, em "biológica", a finalidade primária dos tratamentos sempre foi a conquista de uma certa normalidade, de uma certa adequação, termos em que ressoam as qualidades de todos os tratamentos abandonados no passado: deferência, cooperação, sorrisos. Antes das drogas, as variantes da docilidade eram alcançadas por meios mais violentos, mais invasivos. Em internações, mesmo hoje em dia, uma certa rendição ainda é obtida, com frequência, por métodos agressivos.[35] "Docilidade" era o termo usado pelos entrevistados de Adorno que alcançaram pontuação elevada na escala fascista, quando perguntados sobre a principal qualidade que esperavam encontrar nas mulheres.

A psicanálise, por sua vez, faz da dúvida seu ponto de partida. O psicanalista persegue, essencialmente, as razões psíquicas do que nos acomete, do que nos aflige e atormenta, investiga a origem e função dos sintomas ou, em última análise, a história de cada um. A queixa ou acusação, entre irônica e depreciativa, de que para o psicanalista "os pais são sempre os culpados" é reveladora. A indignação de quem a enuncia dá conta do desejo de preservação de um mito familiar honrado e inocente. A paixão pela mentira se alicerça sobre a paixão pela ignorância.

Parte IV:
A paixão pela mentira

Uma campanha eleitoral em Londres

Nas eleições para a prefeitura de Londres em 2024 enfrentaram-se Sadiq Khan, que buscava nova reeleição, e Susan Hall, do Partido Conservador, situada mais à direita do espectro político.

No período final da campanha, o partido de Susan divulgou no X (antigo Twitter) um vídeo com cenas de um tumulto resultante de um tiroteio numa estação de metrô. O texto associado às imagens se referia à situação desastrosa da segurança na capital britânica ao longo da gestão de Sadiq. Ao rever o vídeo, um jornalista descobriu que a estação de metrô era a Penn Station de Nova York, as imagens eram de 2017 e o alerta de tiroteio havia sido falso.

"Imagem" é a palavra-chave ou conceito principal de todas as análises dedicadas à mentira política de nosso tempo.

As imagens tendem a ser recebidas como registros verídicos de uma suposta "realidade". Entretanto, não existe fotografia, vídeo ou filme que não seja uma interpretação.

Também a criança é exposta desde cedo a cenas acrescidas de palavras que as distorcem. Para acontecimentos sociais, políticos, climáticos, biográficos alguém poderá buscar, dependendo do grau de instrução, fontes que tenham credibilidade, seja por sua história, seja pelos patrocinadores que as sustentam. No ambiente familiar, como poderia uma criança verificar a credibilidade de quem cria as legendas das imagens que ela vê?

A mentira na política:
Um recorte histórico[1]

Nunca se mentiu tanto [...] na verdade dia após dia, hora após hora, minuto após minuto, jorros de mentiras se derramam sobre o mundo. A palavra, o escrito, o jornal, o rádio... todo o progresso técnico se pôs a serviço da mentira.

Alexandre Koyré [2]

A mentira é dirigida a um outro e o mentiroso tem consciência de que seus enunciados são total ou parcialmente falsos. A finalidade é enganar o outro, levá-lo a crer no que é dito, numa situação em que o mentiroso dá a entender que diz a verdade. Não há mentira sem desejo, intenção ou vontade de enganar. Uma afirmação falsa que acreditamos ser verdadeira não constitui uma mentira. A mentira não é erro, ignorância, preconceito ou falta de conhecimento.

Ao disporem de novas técnicas de manipulação de imagens e de reprodução de textos em grandes quantidades, os totalitarismos do século XX mudaram radicalmente a concepção da mentira a serviço da política. A mentira política tradicional, relevante na história da diplomacia e na condução dos governos, costumava encobrir ou distorcer segredos verídicos ou intenções secretas que eram tão confiáveis quanto fatos reais.

Hoje em dia, a substituição de imagens ou de textos não remete mais a um original, não é uma dissimulação que mascara a verdade, mas é a própria destruição da verdade. As mentiras políticas modernas não desvirtuam a realidade, mas reescrevem e distorcem a história diante das próprias pessoas que a testemunharam: a mentira moderna contradiz frontalmente, e sem nenhum escrúpulo, acontecimentos que são do conhecimento de todos. As imagens manipuladas por programas sofisticados chegam a ser mais convincentes que as originais. A diferença entre a mentira tradicional e a mentira moderna equivale à diferença entre esconder e destruir.

Nos regimes totalitários, a função das ideias não é de revelação dos fatos, do que existiu ou existe. A propaganda pretende modificá-los, nos arrastando na direção do que não existe (e nunca existiu). Com essa finalidade, o mito é preferível à ciência, e a retórica, que apela para as paixões, é preferível às provas que invocam a inteligência.

A mentira tem relação com o futuro, com uma certa ação: quem mente pretende que as coisas sejam diferentes do que são.

Há também uma perversão paradoxal que consiste na mentira em segundo grau. Trata-se de uma técnica maquiavélica por excelência, segundo o historiador e filósofo Alexandre Koyré. Hitler se tornou mestre nessa arte: ele dizia a verdade sabendo que ela pareceria tão grotesca que não seria levada a sério pelos não iniciados. Era uma espécie de conspiração à luz do dia, que Hannah Arendt chamou de mentira moderna. Era uma forma de "mentir a verdade". Ela se aplica ainda a líderes contemporâneos legalmente eleitos: muitos de seus seguidores acreditam que uma vez no poder eles serão controlados pelas instituições democráticas, pela imprensa e por figuras influentes. A realidade tem sido bem outra.

Fascistas em análise?

> *Eu, professor Freud, confirmo, por meio deste documento, que após a Anexação da Áustria pelo Reich alemão eu fui tratado pelas autoridades alemãs e, particularmente, pela Gestapo, com todo o respeito e consideração devidos à minha reputação científica, que pude viver e trabalhar em completa liberdade, que pude prosseguir com as minhas atividades de todos os modos que desejei, que recebi total apoio de todas as pessoas relevantes nesse aspecto, e que não tenho a menor razão para qualquer queixa.*

> Freud assinou e, em seguida, acrescentou uma frase simples: "Eu recomendo muito a Gestapo a todos" [*Ich kann die Gestapo jedemann auf das beste empfehlen*].

Pouco antes de embarcar no trem, no dia 4 de junho de 1938, um sábado, para deixar Viena com destino a Londres, Freud pode ter corrido algum risco ao adicionar a sua frase de duplo sentido à declaração exigida pelas forças de ocupação. Duplo sentido, triplo sentido, ambivalência, ambiguidade, ironia, humor: assim Freud denunciou os traços que mais aterrorizavam os nazistas — ou qualquer regime totalitário. Para eles havia somente uma verdade, defendida pelo líder, sem lugar para a dúvida ou reflexão. De tal perspectiva, que só admitia um entendimento literal, a frase de Freud deve ter agradado bastante as autoridades alemãs. Não deixa de ser interessante o empenho paradoxal da Gestapo em obter de Freud um documento dessa natureza. Na mesma hora, milícias austríacas e a polícia e militares alemães cometiam atrocidades, deportavam a população judaica e saqueavam suas propriedades nas ruas de Viena.

Num texto breve, de 1938, intitulado "Irmão",[1] Thomas Mann provocou um escândalo ao escrever sobre Hitler: segundo Mann, esse irmão cultural era um sádico banhado em ressentimento e um orador medíocre, com uma propensão histérica para ensurdecer o povo alemão e, também, para exaltar seus sentimentos ao proclamar que sua honra e sua grandiosidade haviam sido insultadas. "Como um homem desses deve odiar a psicanálise!",[2] disse Mann. "Eu tenho uma suspeita pessoal quanto ao élan com que ele marchou sobre Viena. Creio que seu ímpeto abrigava uma fonte secreta: ela era dirigida contra o venerável Freud, o inimigo real e verdadeiro... o grande dissipador de ilusões, o vidente e profeta das leis da genialidade". Para Thomas Mann, o destino principal de Hitler ao ocupar a Áustria era a Berggasse 19, endereço residencial de Freud. Com efeito, as dependências da editora de sua obra, na mesma rua, foram invadidas e sua casa foi visitada pela polícia política no segundo dia da ocupação. Freud resistiu muito a deixar Viena. Mudou de ideia quando sua filha Anna foi interrogada durante longas horas pela Gestapo. De acordo com Thomas Mann, era preciso neutralizar o arquiteto da "ciência judia" que com seus conceitos obscuros corrompia a alma ariana. Freud na época não soube, mas Max Schur, seu médico pessoal, tinha dado a Anna uma dose de Veronal, para que ela pudesse se suicidar caso fosse torturada pelos alemães.

Freud sempre antecipou o que o esperava, quando, por exemplo, da anexação da Áustria em 12 de março de 1938, ele anotou em seu diário: *Finis Austria*". Um ano antes, escrevera para Ernest Jones: "Nossa situação política é cada vez mais sombria. A invasão dos nazistas não poderá ser impedida; as consequências serão desastrosas também para a psicanálise".

Em Berlim, a sede da Sociedade de Psicanálise fora tomada por um primo de Hermann Göring. Segundo os nazistas, a psicanálise estava certa em tudo, mas se aplicava somente aos judeus: eles eram pessoas aprisionadas pelo complexo de Édipo; possuíam um inconsciente violento, sexualmente energizado, e por ele eram possuídos; e além disso eram inclinados a ter uma sexualidade infantilizada. Numa série de conferências, Carl Jung havia teorizado sobre a singularidade do psiquismo ariano, detentor de um potencial mais elevado que o dos judeus.

No momento em que deixou Viena, Freud se preparava — vencendo a dor da doença e as outras limitações da idade — para escrever a terceira parte de *Moisés e o monoteísmo*, de certa maneira seu testamento político. A partir de uma série de dados arqueológicos, históricos e linguísticos, Freud desenvolveu a tese de que Moisés, o pai da religião judaica, era um egípcio. Entretanto, Freud não se deteve aí. Ao dar aos judeus o Deus único, ao criar a primeira grande religião monoteísta, Moisés, o egípcio, teria apenas adaptado a crença que o faraó Akhenaton havia instituído desde 1375 a.C. no Egito. Ou seja, Freud desmontava todo o mito fundador do judaísmo, a tese dos judeus como o "povo eleito" por Deus. Não podemos deixar de pensar que Freud encontrou nessa subversão da origem do povo judeu uma forma ardilosa de dizer que o mito nazista da raça ariana, pura, imaculada, era igualmente uma falsidade, manchada pela miscigenação com outros povos e inventada por um austríaco.

Freud não chegou a viver a Segunda Guerra, mas teve a lucidez de decifrar o flagelo dos totalitarismos e de prever as tragédias que se anunciavam. No início da terceira parte do *Moisés* ele escreveu:

Vivemos numa época singular. Percebemos, com espanto, que o progresso fez um pacto com a barbárie. Na Rússia soviética, procurou-se melhorar as condições de vida de 100 milhões de pessoas mantidas na opressão. O governo foi ousado ao lhes retirar o "ópio" da religião, e teve a sabedoria de lhes dar uma medida razoável de liberdade sexual; mas, ao mesmo tempo, sujeitou-as à mais cruel coação e privou-as de toda possibilidade de pensar livremente. Com violência semelhante, o povo italiano é educado no culto à ordem e ao sentimento do dever. No caso do povo alemão, sentimos como que o alívio de uma atormentadora apreensão ao ver que a recaída numa barbárie pré-histórica pode ocorrer sem se apoiar numa ideia progressista.[3]

A tentação de ter um pai, um líder, que nos ama, que sabe o que será melhor para nós, é muito grande. Esse homem iluminado nos salvaria do labirinto da dúvida, das incertezas em relação ao futuro, saberia quem são os adversários que nos impedem de levar uma vida plena e feliz. A submissão a ditaduras cruéis cria identidades engessadas, rígidas, que limitam o acesso a uma diversidade de experiências possíveis.

Segundo Freud, nosso desejo mais poderoso é o de encontrar uma figura que controlará as nossas atitudes. E não há nada mais contrário à introspecção proposta pela psicanálise do que os espetáculos de massa propiciados pelas tiranias. Por meio da reflexão solitária, Freud criou um caminho para nos livrarmos do poder exercido pelo outro, concentrado em especial nas figuras de autoridade. Em vez dos personagens míticos, divinos, Freud propôs, como quando recomendou a Gestapo, uma atitude desafiadora, irônica, descrente, por certo perturbadora para os fanáticos.

O fanatismo traz o conforto da certeza, de uma verdade única, da suspensão das dúvidas. O fanatismo comporta uma recusa à regra ética que limita o uso do outro em benefício próprio e uma autorização para aniquilar quem é tido como inimigo. A negação de leis fundamentais, decisivas para a convivência social civilizada, lembra o desafio de Creonte às leis dos deuses. Por extensão, ela reflete uma recusa ao respeito à interdição maior: admite a transgressão da lei que barra o incesto com a mãe. A interdição do incesto significa também que não se pode tudo, que há um limite, que a completude é impossível, que alguma coisa vai faltar sempre, que porque há uma falta nasce um desejo, e a plenitude, a aniquilação do desejo, somente se dará com a morte. Por essa negação da consciência da imperfeição é que as ideologias baseadas em teses que incluem o racismo, ou seja, a primazia da hereditariedade e da biologia, flertam com a morte. Alinham-se a elas as tentativas médicas e comportamentais de redução do psiquismo à biologia, à sedução de uma certeza impossível.

Freud assinalava que a relação do líder com as massas tem um caráter erótico. Hitler não o desmentiu. Ele dizia que em seus discursos fazia amor com o povo alemão.

Retomando uma síntese do homem fascista, de Max Horkheimer, baseada nos *Estudos sobre a personalidade autoritária* de Adorno, lembremos novamente de algumas conclusões: "Sujeição mecânica aos valores convencionais, submissão cega à autoridade, aliada a um ódio cego por todos os oponentes e pessoas de fora; *aversão à introspecção*; pensamento rigidamente estereotipado, pendor para a superstição; desapreço, em parte moralista, em parte cética, pela natureza humana; tendência à projeção".[4]

Aversão à introspecção, ausência de crítica aos pais, pensamento rígido e torporoso, moralismo anacrônico, crença na origem molecular dos males psíquicos: esses traços não parecem ser compatíveis com o trabalho de reflexão e mudança, sem nenhuma garantia de sucesso, proposto pela psicanálise.

Vez ou outra alguns desses indivíduos aparecem no consultório do psicanalista. Se vierem como pais de uma criança ou de um adolescente, eles buscam, de hábito, um diagnóstico que aponte a "falha" no filho ou na filha, e um atendimento que se limite a "reparar a peça defeituosa", que não os inclua, que não investigue o que acontece em casa.

Volta e meia alguém com traços "autoritários" vem por si, em geral atribuindo o sofrimento pessoal a outros e, nessa mesma linha, na expectativa de que o profissional, enquanto um outro "preparado", ofereça soluções que se assemelhem a uma prescrição. Esses percursos não costumam ir muito longe.

Uma vez mais, não é difícil entendermos a sedução exercida pelas terapias comportamentais e pela psiquiatria biológica: elas absolvem os indivíduos de toda responsabilidade pelo que os acomete. Descartam todo interesse pelas origens dos sintomas que os atormentam. Decretam a irrelevância da história de cada um desde a infância e de seus vínculos com o romance familiar. Todas essas abordagens partem do pressuposto, equivocado, de que as pessoas sabem o que desejam, dizem tudo que pensam, e querem, verdadeiramente, se curar.

Poetas e psicanalistas: O futuro

"Os filósofos da natureza irão perpetrar na Alemanha um drama comparado ao qual a Revolução Francesa não passará de um idílio inocente. É verdade que hoje está tudo calmo, e se aqui e ali você vê uns poucos homens gesticulando com certa aspereza, não pense que são esses os atores que serão os responsáveis um dia pela performance. Eles são apenas pequenos cães queixosos que rodeiam a arena vazia latindo e mostrando os dentes, antes da hora em que a tropa de gladiadores deverá entrar e lutar até a morte." O poeta alemão Heinrich Heine escreveu esse texto em 1835, quase cem anos antes da subida de Hitler ao poder. Como disse Aristóteles, enquanto os historiadores narram fatos particulares que aconteceram, os poetas abrangem paisagens mais amplas e contam o que *poderia acontecer*, expressão que se refere tanto a um passado mutável quanto ao futuro.

Retomando o que mencionamos anteriormente (em "O outro como inimigo"), a partir de 1967 Jacques Lacan passou a falar da futura ascensão do racismo como consequência da globalização. Dizia Lacan que a criação dos mercados comuns, a diluição das fronteiras entre os países, somada à facilidade de migração propiciada pela evolução dos meios de transporte, não implicariam uma redução do racismo e da segregação entre os diferentes segmentos sociais. Ao contrário: segundo ele, a autossegregação seria o fundamento da formação de novas agremiações, comunidades, círculos, associações, seitas, categorias e facções.

Uma pretensa universalização de interesses e costumes levaria a uma reação que consistiria na criação de particularismos e barreiras que restabeleceriam separações ainda mais "racistas" ou discriminatórias do que antes. "Nós vimos emergir, para nosso horror, […] o que se desenvolverá como consequência do remanejamento dos agrupamentos sociais pela ciência e, nomeadamente, pela universalização que ela introduz. Nosso futuro de mercados comuns encontrará seu equilíbrio por meio de uma ampliação cada vez mais dura dos processos de segregação."[5]

Em 1969, no seminário *O avesso da psicanálise*, Lacan disse que conhecia somente uma única origem para a fraternidade entre as pessoas: a segregação num grupo restrito, no interior da sociedade. A fraternidade não tem nenhum fundamento científico. Ela se institui apenas sobre o isolamento ante os demais. À medida que a universalização cresce e certas distinções são eliminadas, a segregação retorna no próprio interior do mundo universalizado. Na medida em que conseguimos reduzir a discriminação por etnia, língua ou nacionalidade, ela pode se reconstruir a partir de identificações mais restritivas, criando assim uma infinidade de comunidades menores segregadas entre si.

O acesso a uma educação de qualidade, que jamais interessa aos governos fascistas, seria um dos pilares da construção da imunidade contra o vírus que "como o herpes" está sempre prestes a reaparecer. Entretanto, não faltam exemplos históricos que provam que o fascismo pode emergir em sociedades com graus de educação e refinamento cultural muito diversos.

O "resíduo psicológico" de que fala Calligaris é o que resiste no DNA do vírus a despeito da conjuntura educacional, econômica, política ou cultural. Como diz Freud, esse resíduo mora na família. Só o trabalho individual de alguns pode, lentamente, passo a passo, trazer para um terreno ético os compromissos escusos da história familiar.

Diz Lacan no seminário sobre a ética: "Desobstruímos vias e caminhos e lá esperamos que aquilo que se chama virtude virá a florescer".[6]

Embora, vez ou outra, signifique um alívio passageiro — porque relutava muito em pagar, porque chegava atrasado para as sessões, porque nunca saía da narrativa superficial do cotidiano, porque esperava que o analista tivesse todas as respostas —, sempre lamentamos quando alguém interrompe a sua análise. Lamentamos porque ele desiste de se separar da "política da eternidade" aplicada à sua história pessoal. Escolhe proteger um passado mítico, idealizado, que nunca existiu. Persiste na busca de um amor que nunca houve. Desiste de se lançar ao mundo para criar algo novo, deixar uma marca, produzir poesia, um futuro imprevisível, em que destino e liberdade habitam paisagens diferentes.

Sempre que alguém se arma não de fuzis, mas de paciência e determinação, e aposta para valer num caminho longo, acidentado, sem medicações e sem garantias, sabemos que um dia ele se surpreenderá ao se ver imune ao vírus da intolerância e da mentira, do destino traçado por outros, dono de uma teoria pessoal, única, para a sua existência.

Do ponto de vista coletivo, deveríamos retomar a proposição de Freud, de fazer de tal percurso algo a ser oferecido pelo Estado, gratuito, inspirado no trabalho feito — e bem-sucedido — com os detentos perigosos que mudaram de posição quando tiveram a oportunidade de se expressar — e de serem escutados. Como disseram os autores desse trabalho, os detentos ganharam palavras, palavras, palavras.

Polônio: O que está lendo, meu Senhor?
Hamlet: Palavras, palavras, palavras.

Encerramento II

Travessia
Guimarães Rosa

A paixão de uma parcela expressiva das pessoas pela mentira, pela vulgaridade, pela violência, tem sua origem num conjunto de situações que determinam a estrutura do psiquismo desde os primeiros instantes de vida.

A paixão pela mentira existe, em graus diversos para cada um, conforme circunstâncias conhecidas de todos, porém encobertas por séculos de distorções. Ela depende do fato de que os pais não fazem o melhor pelos filhos, de que o amor deles pelos filhos não é incondicional, de que para cada filho há um projeto distinto, de que o amor dos pais é diferente para com cada filho, de que a valorização dos gêneros no ambiente familiar não é igualitária, de que as perversões existem em todas as linhagens familiares, de que o descumprimento da interdição maior, a do incesto, é bem mais comum do que se pensa. Cada filho, na medida de seu grau de alienação, poderá assumir o compromisso de apagar as manchas familiares por meio de sua paradoxal repetição. A repetição se aplica, principalmente, aos segredos, aos não ditos, aos acontecimentos constrangedores em gerações passadas, quase sempre ligados a transgressões éticas: no caso dos políticos e seus apoiadores que as subscrevem e autorizam, elas transbordam do espaço privado, da família, para o espaço público.

Indivíduos com uma pontuação elevada na escala do fascismo de Adorno falavam de pais sem falhas e atribuíam suas dificuldades a fatores hereditários. Os detentos entrevistados por James Gilligan acreditavam num mundo hierarquizado, com os homens superiores às mulheres e alguns homens superiores a outros.

A psiquiatria e as terapias comportamentais também levam, por meio da hipótese da hereditariedade e das causas orgânicas, a uma negação da importância da história do indivíduo.

Essas posições todas favorecem o mito da história familiar sem deslizes, da predestinação do líder autoritário e do mito fundador falso da nação.

Se a conjuntura histórica não for favorável à emergência de um governo autoritário, os candidatos a tiranos seguirão exercendo seus laços perversos em outros campos: no círculo social, no trabalho e nos vínculos familiares.

Apêndice

Psicose, perversão, neurose, histeria e obsessão

Psicanalistas não precisam se ocupar da leitura deste apêndice.

Em psicanálise, as palavras "neurose", "neurótico", "histeria", "histérica", "obsessão" e "obsessivo" não têm nenhuma conotação depreciativa ou vulgar. Não contêm nenhum juízo de valor. São termos técnicos — conceitos — que compreendem as configurações psíquicas de todos nós. Psicanalistas falam dessas categorias diagnósticas nos cafés e nas mesas de bar, como médicos conversam entre si sobre colesterol elevado ou pneumonite intersticial.

Três são as estruturas psíquicas fundamentais: a neurose, a psicose e a perversão. Não vamos nos ocupar da perversão por ser ela bastante incomum na clínica.

Para elaborar um esboço sobre os diagnósticos em psicanálise, vou recorrer a um pequeno modelo, que servirá bem para um raciocínio inicial.

Imaginemos, no reino animal, uma espécie em que existam o macho e a fêmea. Vamos pensar, por exemplo, num cavalo no pasto diante de uma égua no cio. Na figura 1, identificamos o animal macho por seus órgãos genitais externos, uma característica biológica que podemos chamar de P (assinalado no pequeno quadrado superior). Do outro lado, temos a contrapartida, a fêmea, que terá uma característica biológica à qual vamos chamar de P'. Ao se avistarem, a cópula entre os dois deverá acontecer. Para que ela ocorra, é forçoso que cada um deles traga, ao nascer, uma informação genética, universal para a espécie, que

193

lhes transmita, de algum modo, a noção de que seu par complementar será, para um e outro, P ou P'. É a inscrição que figura no pequeno retângulo inferior de cada desenho (figura 2). Assim, P', que o macho busca, e P, que será o par complementar da fêmea, a natureza oferece. O encontro sexual entre eles deverá acontecer sem variações significativas, terá sempre função reprodutiva, comportará certa monotonia ao se materializar, e a seleção do par parece ser puramente biológica, sem preferências especiais. Não temos registro aparente de insatisfação.

Como seria uma situação análoga no caso de um homem e de uma mulher? Identificamos, da mesma forma, os dois genitais diferentes, P e P', ao menos como um ponto de partida, também biológico.

Que informação cada um deles trará ao nascer, transmitida geneticamente, universal para a espécie, sobre qual poderia ser seu par sexual complementar? Será uma mulher para um homem ou um homem para uma mulher? Não. Sabemos que as possibilidades de escolha do par serão inúmeras, sem nenhuma imposição biológica que se assemelhe ao que temos no reino animal.

Em outras palavras, que inscrição haverá no retângulo inferior de cada um? Tudo indica que não há nada inato, determinado pelo DNA existente nos cromossomos. Os traços que definirão o par desejado por alguém parecem ser incontáveis, únicos para cada sujeito. Aparentemente, dependerão da história de cada um, dependerão de uma construção mediada pela linguagem e não por uma sequência de aminoácidos.

O encontro sexual não terá sempre a mesma finalidade, não se dará numa certa monotonia invariável, não implicará obrigatoriamente, como bem sabemos, satisfação. Muitas vezes estará longe disso.

O que cada um deseja, com sua infinidade de características possíveis, a natureza sem dúvida não oferece. Não podemos esquecer que cada um tem seu retângulo com traços que jamais serão coincidentes com os que existem do outro lado. Haverá sempre uma falta, uma incompletude, uma impossibilidade e, portanto, algum grau de insatisfação. A linha vertical que separa o par, na figura 3, representa um espelho. A escolha de um parceiro refletirá invariavelmente o que eu imagino ou espero que exista do outro lado.

A incompletude, a impossibilidade de satisfação plena, a inexistência de um objeto que possa tamponar, suturar, inteiramente, uma falta constitutiva do psiquismo é a marca central do que chamamos, em psicanálise, de neurose ou de estrutura neurótica.

Entretanto, como ilustra a figura 4, existe uma situação entre nós na qual o encaixe poderá ser perfeito, a falta primária não se inaugura. Trata-se da psicose, em que a relação simbiótica original entre a mãe e o bebê não se desfaz.

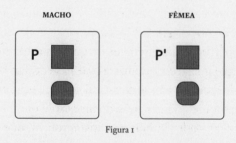

Figura 1

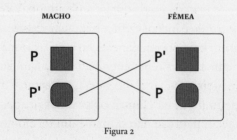

Figura 2

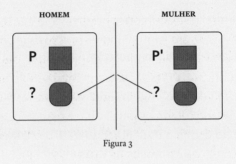

Figura 3

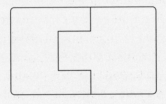

Figura 4

Vimos a construção das psicoses no capítulo sobre o incesto.

Se a ligação inicial entre a mãe e o bebê se desfaz — psicologicamente —, a psicose não se constitui. Toda relação entre mãe e bebê que se submeta à interdição do incesto — que é igual a dizer que uma paternidade simbólica se instaurou —, que determina uma separação, resulta no que chamamos de neurose. Como vimos, para que uma paternidade simbólica exista, o bebê não representará, no psiquismo materno, a plenitude. Vale dizer que esse processo todo é inconsciente. Ninguém decide, deliberadamente, que um bebê irá ocupar esta ou aquela posição. Tudo depende das marcas e das repetições da história familiar.

Dessa maneira, para o psicanalista, os termos "neurose" e "psicose" delimitam, na clínica, os grandes grupos diagnósticos possíveis. A neurose não só não é um termo depreciativo, como compreende a imensa maioria dos indivíduos: significa apenas que a relação simbiótica original com a mãe deixou de existir e que, por essa ruptura, por essa separação, para o bebê ocorre uma perda de algo que vai sempre faltar, que nunca poderá ser recuperado. A falta instaura um limite, o qual faz nascer um desejo que nos movimenta na tentativa, irrealizável, de restabelecer o estado original. Nesse percurso, ao longo da vida, cada um de nós vai escolhendo outros objetos.

No terreno das neuroses há duas construções psíquicas possíveis: a histeria e a obsessão.

Pela prevalência da histeria em mulheres, o psicanalista Bruce Fink propõe que se use o pronome "elas" para referir-se às histéricas. Da mesma forma, e pela prevalência da obsessão no sexo masculino, ele propõe que utilizemos para os obsessivos o pronome "eles". Adotaremos a sugestão. A presença majoritária da neurose histérica ou da neurose obsessiva em um ou outro sexo se explica pelas diferenças, como já vimos, de tratamento de filhas e filhos no ambiente familiar.

Assim, a psicanálise, com seus três principais diagnósticos, neurose (dividida entre histeria e obsessão), psicose e perversão, se diferencia radicalmente da psiquiatria com seus mais de 330 transtornos possíveis. Em psiquiatria, tricotilomania (ato compulsivo de arrancar os próprios cabelos) seria um diagnóstico. Em psicanálise, esse comportamento seria um sintoma, presente numa histérica ou num obsessivo (eventualmente num psicótico). Depressão, por exemplo, reúne um conjunto de sintomas (que podem ser resumidos numa falta de apetite pela vida) existentes numa histérica ou num obsessivo. Parece claro que o cardápio de diagnósticos psiquiátricos na maioria dos casos descreve, para o psicanalista, listas de sintomas.

A palavra "histeria" vem do grego *hystéra*, que significa "útero". A histeria, como uma alteração do comportamento associada às mulheres, tem uma longa história que se inicia no antigo Egito, por volta de 1900 a.C., passa pelos gregos, pelos romanos e pela Idade Média, sempre com uma conotação preconceituosa, de um modo ou de outro ligada à sexualidade feminina. Não faltam textos históricos e literários sobre a histeria.

Ela chega ao século XIX como uma doença orgânica. A partir de Charcot e de Freud, ganha uma dimensão psíquica. No manual de diagnósticos psiquiátricos, a histeria histórica se transformou no transtorno de personalidade histriônica. Segundo o manual, esses pacientes devem ter um padrão generalizado de excessiva emocionalidade e busca de atenção, bem como cinco das oito características seguintes:

- desconforto quando eles não são o centro das atenções;
- interação com os outros que é inadequadamente sedutora ou provocativa sexualmente;
- mudança rápida e expressão superficial das emoções;
- uso consistente da aparência física para chamar a atenção para eles mesmos;
- discurso extremamente impressionista e vago;
- autodramatização, teatralidade e expressão exagerada das emoções;
- sugestionabilidade;
- interpretação dos relacionamentos como mais íntimos do que são.

Essa longa descrição, que reproduz, na tradução para o português, a pobreza de linguagem do texto original, serve para mostrar como muitos diagnósticos psiquiátricos dependem de avaliações imprecisas, arbitrárias, com uma grande dose de subjetividade (por que cinco características das oito, e não quatro ou seis, por exemplo?).

Por todas essas razões, do útero que migrava para a cabeça — segundo os gregos — às bruxas queimadas pela Inquisição, o termo "histeria" carrega, habitualmente, um caráter pejorativo.

Entre a ambiguidade e a rejeição: A histeria

Freud chamou a intensa relação original entre mãe e filha, caracterizada pela ambivalência entre cuidado e hostilidade, de "catástrofe".[1] Lacan escolheu o termo "devastação"[2] para nomear o efeito de um certo vínculo entre mães e filhas.

A desigualdade notável, antiga, entre os sexos, presente nas linhagens familiares, reeditada pelos pais com os filhos — desigualdade cuja menção direta parece gerar tanto incômodo —, está na raiz, indiscutível, das diferenças psíquicas mais comuns entre homens e mulheres.

Como dissemos acima, em psicanálise o termo "histeria" designa um conceito, sem juízo de valor. Representa uma das principais estruturas psíquicas. Está presente na maioria — na maioria, no mínimo — dos indivíduos do sexo feminino.

Em 1896, quando pensava na "escolha da neurose", Freud escreveu que a origem da histeria pressupunha, necessariamente, uma experiência primária de desprazer.[3] Há, em Freud, a indicação da existência de uma pré-história na organização psíquica que remete a algo inatingível, inassimilável, cujo acesso nos é vedado. "Tudo na esfera dessa primeira ligação com a mãe me parecia tão difícil de apreender nas análises — muito esmaecido pelo tempo e muito obscuro e quase impossível de revivificar — que era como se houvesse sucumbido a um recalque inexorável."[4]

Lacan assinala que a criança não deseja apenas que a mãe queira cuidar dela, que execute somente as tarefas ligadas à sobrevivência. Para a criança, o essencial é saber se é desejada. Ela busca descobrir o que a mãe deseja, nela e além dela, para encontrar no desejo da mãe o seu lugar.

Especialmente em relação às filhas, a posição da mãe tende a ser marcada pela incerteza, pela ambiguidade, pela alternância entre cenas de acolhimento e desaprovação. Em situações mais extremas, a mãe transmite impaciência, descaso, desamor, rejeição. Por conta da pressão de uma cultura em que a inexistência do amor materno parece uma exceção inadmissível, a filha pode se pensar responsável pela sua ausência. Lembramos aqui o que dissemos sobre o amor condicional: pelo controle que tem sobre as idas e vindas do vínculo amoroso, a mãe — bem como o pai — pode ganhar um poder desmedido.

A partir da experiência original de desprazer, de desamparo, a questão central da histeria reedita o dilema de Hamlet, com um termo a mais: "Ser ou não ser — desejada". Em busca de tal objetivo, a histérica procura ser o objeto que completa plenamente o parceiro. Ela pretende ser esse objeto porque percebe que ao "outro" falta algo, que ninguém é completo.

Por outro lado, "ambivalência" é o termo que melhor descreve um traço central da histeria. O desejo de ser amada coexiste com "ser amada é insuportável". A rejeição é penosa porque reedita a cena infantil. Por outro lado, ao ser amada a histérica denuncia, de modo contundente, o que faltou um dia. A denúncia pode inviabilizar, na fantasia, a conquista do amor que faltou. Nesse percurso importa ter controle sobre o "outro".

O hiato amoroso que se produz entre mãe e filha oferece a brecha para que se estabeleça, comumente, uma ligação de maior proximidade, de mais afeto, da menina com o pai, ou outra figura próxima do ambiente familiar como uma tia, um professor ou uma avó. Da intensidade desse laço dependerá a suavização, maior ou menor, dos efeitos da "rejeição" experimentada junto à mãe.

O amor opressivo: A obsessão

A desigualdade cultural entre os sexos, refletida nas histórias familiares, determina a estrutura psíquica mais comum no sexo masculino: a obsessão. Disse Freud que a estrutura obsessiva se estabelece, ao contrário da histeria, por uma experiência de excesso de prazer na infância. Usando novamente a pergunta de Hamlet, para o obsessivo ela seria algo como: "Ser ou não ser, por que e por quanto tempo?". A questão central dele não passa por ser desejado (porque disso ele tem certeza), e sim pela busca de um sentido para a vida (a questão dos filósofos) e por um exercício inútil e incansável — obsessivo — de adiamento da morte: nesse lugar, ele se empenha em controlar os fatos da vida e o futuro, para tanto recorrendo, muitas vezes, a rituais.

Prevalece um apego a uma lógica racional, uma resistência a mudanças que, se fosse possível, seriam somente teóricas. O obsessivo não reconhece a incompletude, ou seja, que lhe falte alguma coisa. Ele tenta negar a existência do outro, ao contrário da histérica — bem mais lúcida —, que sabe que carregamos uma falta insolúvel. Por essa razão, quando se vê não desejado, quando percebe que o outro é "necessário", ele pode cair em abismos depressivos, desesperados.

Se a proteção materna for excessiva, teremos os obsessivos impotentes ante os desafios da vida adulta. Nesses casos, eles podem recorrer ao álcool, às drogas e a outros vícios.

Na sala de aula de psicanálise, onde as mulheres prevalecem, os obsessivos são menos presentes porque para eles "cada um tem de dar conta de suas questões" (sem ter de recorrer a um analista).

Outra historieta

Uma cena ilustrativa das duas principais estruturas neuróticas é a do marido que durante as relações sexuais com a mulher vivia pronunciando o nome da irmã dela ou de uma amiga. Com isso, ele suprimia a existência da parceira ou sua importância para ele. Ela, por sua vez, ficava presa na relação, buscando anular os efeitos da "rejeição", procurando o tempo todo descobrir o que a irmã ou as outras tinham que ele tanto desejava, a fim de que ela pudesse lhe oferecer algo parecido ou melhor.

Agradecimentos

Este livro não existiria sem os analisandos que atendi ao longo dos quase quarenta anos de clínica. Foi um privilégio escutá-los.

Para o livro todo, à medida que me aproximava do final, contei com a leitura reiterada, rigorosa e enriquecedora de meus filhos Daniel e Mariana e de Nadia Jorge Berriel.

Numa conversa despretensiosa, uma fala de Nadia inspirou os parágrafos finais.

Daniel Auerbach é meu amigo que me perguntou como era uma tarde típica no meu consultório.

Carlos Eduardo O. Berriel foi o primeiro leitor do ensaio. Sugeriu algumas mudanças que eu prontamente aceitei.

Os elogios de Emilio Fraia ao ensaio foram muito animadores.

Para alguns capítulos, sou grato pela leitura atenta e crítica de Maria Esther Maciel e Teresa Bracher.

Nada define melhor um editor de verdade do que a capacidade de vislumbrar o que o próprio autor não viu. Em fevereiro de 2023 enviei para André Conti, editor da Todavia, um breve texto intitulado "A paixão pela mentira". Eu imaginava publicá-lo num periódico de ensaios ou de literatura. A resposta do André foi: "Precisamos falar sobre o seu livro". Hã? Livro? Quem falou em livro?

O ensaio nasceu no início da pandemia, quando eu me vi, espantado, diante de um conjunto de colegas, médicos, saídos de uma das melhores faculdades do país — ou da melhor —, defendendo um alinhamento ideológico que prevalecia sobre o mais elementar bom senso epidemiológico e terapêutico. Vi, de súbito, à minha volta, a irrupção do encanto por ideias autoritárias e o recurso, por parte de quem as escrevia, à mentira deliberada, ainda que esta contivesse falsidades sobre seus próprios filhos.

Notas

A paixão pela mentira [pp. 9-15]

1. Carta de 31 de maio de 1936, em *Correspondencia: Freud-Zweig*. Barcelona: Gedisa, 1980, p. 134. (Tradução minha.)
2. Termo utilizado por Timothy Snyder em *Na contramão da liberdade: A guinada autoritária nas democracias contemporâneas* (São Paulo: Companhia das Letras, 2018) para descrever a ideologia de direita. A ideologia de esquerda comporia a assim chamada "política da inevitabilidade", segundo a qual a humanidade caminharia inexoravelmente para a igualdade econômica e social. Uma mente em relação ao passado e a outra em relação ao futuro.
3. Timothy Snyder é um historiador americano especializado em Europa Central e do Leste, Ucrânia, União Soviética e o Holocausto. Dele, a Companhia das Letras publicou *Terras de sangue*, *Na contramão da liberdade*, *Sobre a tirania*, *Terra negra: O Holocausto como história e como advertência* e *O caminho para o fim da liberdade: Rússia, Europa, América*.
4. Umberto Eco, *Fascismo eterno*. Rio de Janeiro: Record, 2018.
5. Timothy Snyder, "The Politics of Eternity", em podcast *Bright Minds: From the John Adams Institute*, 12 jan. 2022.
6. Federico Finchelstein, *Uma breve história das mentiras fascistas*. Belo Horizonte: Autêntica, 2020; Madeleine Albright, *Fascismo: Um alerta*. São Paulo: Crítica, 2018; Paulo Roberto Pires, "A mentira acima de todos", *Quatro cinco um*, São Paulo, n. 33, maio 2020; Steven Levitsky e Daniel Ziblatt, *Como as democracias morrem*. Rio de Janeiro: Zahar, 2018; Timothy Snyder, *Na contramão da liberdade*.
7. Hannah Arendt, *Origens do totalitarismo*. São Paulo: Companhia das Letras, 2013; Theodor Adorno, *Estudos sobre a personalidade autoritária*. São Paulo: Unesp, 2019; Id., *The Authoritarian Personality*. Londres: Verso, 2019.; Umberto Eco, *Fascismo eterno*.

8. Volker Ullrich, *Adolf Hitler: Os anos de ascensão*. São Paulo: Amarilys, 2015; Ian Kershaw, *Hitler*. São Paulo: Companhia das Letras, 2010.
9. Sigmund Freud, *Psicologia das massas e análise do eu e outros textos (1920-1923)*. São Paulo: Companhia das Letras, 2011, p. 16.
10. Miriam Debieux Rosa, *Histórias que não se contam*. Taubaté: Cabral, 2000.

Parte I: A clínica
Todos sabem I [p. 21]

1. Jacques Lacan, "Conferência em Genebra sobre o sintoma (1975)". *Opção Lacaniana*, São Paulo, n. 23, pp. 6-16, dez. 1998.

Todos sabem II [pp. 22-3]

1. "em casos semelhantes é sempre a coisa genital, sempre... sempre... sempre." (Tradução minha.)

Todos sabem III [pp. 24-9]

1. "Todos sabem que você está enrascado, todos sabem pelo que você passou." (Tradução minha.)
2. Clara Vidal, *As duas mães de Mila*. São Paulo: SM, 2006.
3. Elizabeth Danto, "Prefácio", em Maud Mannoni, *Freud's Free Clinics*. Nova York: Columbia University Press, 2005.

Os pais [pp. 30-41]

1. "Eles te fodem, tua mamãe e teu papai./ Podem não ter tido a intenção, mas o fazem./ [...] Eles foram fodidos, por sua vez,/ Por imbecis de chapéu e casacos de estilo antigo..." (Tradução minha.)
2. Pais ou cuidadores nas mais diversas configurações.
3. Le Zhang et al., "Attention-Deficit/Hyperactivity Disorder Medications and Long-Term Risk of Cardiovascular Diseases". *JAMA Psychiatry*, Chicago, v. 81, n. 2, pp. 178-87, 22 nov. 2023.
4. Ruy Castro, "Eles são os homens de bem". *Folha de S.Paulo*, São Paulo, 17 abr. 2024, p. 2. Disponível em: <www1.folha.uol.com.br/colunas/ruycastro/2024/04/eles-sao-os-homens-de-bem.shtml?utm_source=twitter& utm_medium=social&utm_campaign=twfolha>. Acesso em: 20 abr. 2025.
5. Maria do Carmo Cintra de Almeida-Prado e Terezinha Féres-Carneiro, "Abuso sexual e traumatismo psíquico". *Interações*, Campo Grande, v. 10, n. 20, pp. 11-34, jul.-dez. 2005.

6. Jacques Lacan, *O seminário, livro 7: A ética da psicanálise*. Rio de Janeiro: Zahar, 2008, p. 212. Lacan faz referência a são Paulo, na Carta aos Romanos, e diz que para o santo "foi preciso que o pecado tivesse tido a Lei, para que ele se tivesse tornado desmesuradamente pecador".

Amor não incondicional, projetos, dívidas, diferenças [pp. 42-8]

1. Id., *O seminário, livro II: Os quatro conceitos fundamentais da psicanálise*. Rio de Janeiro: Zahar, 2008, p. 209.

Gaslighting [pp. 49-51]

1. Rebecca Solnit, "Feminism Taught me All I Need to Know about Men Like Trump and Putin", *The Guardian*, Londres, 25 fev. 2023.

O outro: Uma introdução [pp. 52-62]

1. Sigmund Freud, *Projeto para uma psicologia científica*. Rio de Janeiro: Imago, 2006, v. I, p. 422: "O organismo humano é, a princípio, incapaz de levar a cabo essa ação específica. Ela se efetua por meio de *assistência alheia*, quando a atenção de uma pessoa experiente é atraída para o estado em que se encontra a criança, mediante a condução da descarga pela via da alteração interna (choro ou grito da criança). Essa via de descarga adquire, assim, a importantíssima função secundária de *comunicação*, e o desamparo inicial dos seres humanos é a *fonte primordial* de todos os *motivos morais*". "Ação específica" se refere ao auxílio de outra pessoa para ajudar o bebê na satisfação de suas necessidades.
2. Jacques Lacan, *Os complexos familiares na formação do indivíduo: Ensaio de análise de uma função em psicologia*. Rio de Janeiro: Zahar, 2008.
3. Israel Rosenfield, *Megalomania de Freud*. São Paulo: Companhia das Letras, 2002, p. 130.
4. Hannah Arendt, *Eichmann em Jerusalém: Um relato sobre a banalidade do mal*. São Paulo: Companhia das Letras, 1999, p. 67.

Diferenças entre os sexos [pp. 68-75]

1. Maria Esther Maciel, *Essa coisa viva*. São Paulo: Todavia, p. 120.
2. Jacques Lacan, "Intervenciones en la Sociedad Psicanalítica de París", em *Intervenciones y textos*. Buenos Aires: Manantial, pp. 5-31.

O incesto [pp. 76-85]

1. Claude Lévi-Strauss, *Estruturas elementares do parentesco*. Petrópolis: Vozes, 2012; Id., *Antropologia estrutural*. São Paulo: Ubu, 2017.
2. Sigmund Freud, "Conferência XXXI: A dissecção da personalidade psíquica", em *Novas conferências introdutórias sobre psicanálise e outros trabalhos (1932-1936)*. Direção-geral da tradução de Jayme Salomão. Rio de Janeiro: Imago, 1969, p. 77.

As tragédias I [pp. 86-91]

1. Paulo Schiller, *A vertigem da imortalidade: Segredos, doenças*. São Paulo: Companhia das Letras, 2000, pp. 25-6.

As tragédias II [pp. 92-7]

1. Ibid., p. 25.
2. Ibid.

Histórias familiares [pp. 98-108]

1. Jacques Lacan, "Função e campo da palavra e da linguagem", em *Escritos*. Rio de Janeiro: Zahar, 1998, p. 303.
2. Id., "Observações sobre o relatório de Daniel Lagache", em *Outros escritos*. Rio de Janeiro: Zahar, 2003, p. 659.
3. Ibid., p. 228.
4. Carta de 31 de maio de 1936, em *Correspondência Freud-Zweig*, p. 134. (Tradução minha.)
5. Jacques Lacan, "Função e campo da fala e da linguagem em psicanálise", em *Escritos*. São Paulo: Perspectiva, 2003, p. 124.

De volta à Grécia — com Freud na Acrópole [pp. 109-10]

1. Sigmund Freud, *Um distúrbio de memória na Acrópole*, em Edição Standard Brasileira das *Obras psicológicas completas de Sigmund Freud*, v. 22. Rio de Janeiro: Imago, 1976, pp. 293-30.

A missão [pp. 111-6].

1. Jacques Lacan, *O seminário, livro 19: O saber do psicanalista (1971-1972)*. Recife: Centro de Estudos Freudianos do Recife, 2001, pp. 119-20.

2. Sigmund Freud, "Conferência XXXI: A dissecção da personalidade psíquica", em *Novas conferências introdutórias sobre psicanálise e outros trabalhos (1932-1936)*, pp. 86-7.

Líderes, espaço público [pp. 117-9]

1. Id., *O mal-estar na civilização, Novas conferências introdutórias à psicanálise e outros textos (1930-1936)*, em *Obras completas*. v. 18. São Paulo: Companhia das Letras, 2010, p. 25.
2. Id., *Psicologia das massas e análise do eu*. Porto Alegre: L&PM, 2013.

Parte II: Autoritarismo e violência: Adorno e Shakespeare
A personalidade autoritária [pp. 123-34]

1. Theodor Adorno, *The Authoritarian Personality*, p. 971. (Tradução minha.)

A tragédia do homem moderno: Shakespeare [pp. 135-42]

1. Tradução minha.
2. Tradução minha.
3. Este capítulo, que parte de uma brevíssima análise das tragédias de Shakespeare, se inspira num livro do psiquiatra James Gilligan e do jurista David A. J. Richards, ambos da New York University, intitulado *Holding Up a Mirror to Nature: Shame, Gilt and Violence in Shakespeare* (Cambridge: Cambridge University Press, 2022).
4. Ruth Benedict, *The Chrysanthemum and the Sword: Patterns of Japanese Culture*. Boston: Houghton Mifflin, 1946, pp. 223-4 (citada por James Gilligan e David Richards, *Holding Up a Mirror to Nature*, p. 30. (Tradução minha.)
5. James Gilligan e David Richards, "Shame and Guilt Cultures", em *Holding Up a Mirror to Nature*, pp. 30-4. Os autores mencionam também o trabalho de Philip E. Slater e Dori A. Slater, "Maternal Ambivalence and Narcissism: A Cross-Cultural Study", *Merrill-Palmer Quarterly of Behavior and Development*, v. 11, n. 3, pp. 241-59, jul. 1965, e o livro de Ruth Benedict, *The Crysantemum and the Sword: Patterns of Japanese Culture*.

Parte III: Alguns outros que faltaram
O grupo e o líder [pp. 145-50]

1. Citado em Laurence Kahn, *What Nazism Did to Psycoanalysis*. Nova York: Routledge, 2023, p. 21. (Tradução minha.)

2. Primo Levi, *Os afogados e os sobreviventes: Os delitos, os castigos, as penas, as impunidades*. São Paulo: Paz e Terra, 2004, pp. 174-5.

3. Sigmund Freud, *O esclarecimento sexual das crianças*, em *Obras psicológicas completas de Sigmund Freud*, v. 9, p. 142.

O outro que pensa que sabe [pp. 155-75]

1. David-Dan Nguyen, Anju Murayama, Anna-Lisa Nguyen, Alan Cheng, Liam Murad, Raj Satkunasivam e Christopher J. D. Wallis, "Payments by Drug and Medical Device Manufacturers to US Peer Reviewers of Major Medical Journals", *JAMA Psychiatry*, Chicago, v. 332, n. 17, pp. 1480-2, 10 out. 2024.

2. Marcia Angell, "Drug Companies & Doctors: A Story of Corruption", *New York Review of Books*, v. 56, n. 1, 15 jan. 2009. Para a ligação entre os psiquiatras que elaboraram o DSM III e a indústria farmacêutica, ver Christopher Lane, *Shyness: How Normal Behavior Became Sickness* (New Haven: Yale University Press, 2007).

3. Andrew Scull, *Desperate Remedies: Psychiatry's Turbulent Quest to Cure Mental Illness*. Psychiatry's Turbulent Quest to Cure Mental Illness. Boston: Belknap; Harvard University Press, 2027.

4. "HENRY COTTON (DOCTOR)", Wikipédia. Disponível em: <en.wikipedia.org/wiki/Henry_Cotton_(doctor)>. Acesso em: 14 abr. 2025.

5. Douglas Teixeira Leffa et al., "Transcranial Direct Current Stimulation vs Sham for the Treatment of Inattention in Adults with Attention-Deficit/Hyperactivity Disorder", *JAMA Psychiatry*, Chicago, v. 9, n. 79, pp. 847-56, 3 ago. 2022; John Read, "Warning: High Incidence Rate of Cognitive Impairment from Electroconvulsive Therapy with Adolescents", *Journal of Affective Disorders*, Amsterdam, v. 346, n. 1, pp. 230-1, fev. 2024.

6. Nils R. Winter et al., "Quantifying Deviations of Brain Structure and Function in Major Depressive Disorder Across Neuroimaging Modalities", *JAMA Psychiatry*, Chicago, v. 9, n. 79, pp. 879-88, 27 jul. 2022; R. Botvinik-Nezer, F. Holzmeister, C. F. Camerer et al., "Variability in the Analysis of a Single Neuroimaging Dataset by Many Teams", *Nature*, v. 7810, n. 582, pp. 84-8, 2020. Disponível em: <www.nature.com/articles/s41586-020-2314-9>. Acesso em: 23 abr. 2025; Scott Marek et al, "Reproducible Brain-Wide Association Studies Require Thousands of Individuals". *Nature*, v. 7902, n. 603, pp. 654-60, mar. 2022. Disponível em: <www.nature.com/articles/s41586-022-04692-3>. Acesso em: 23 abr. 2025; Andres Eklund, Thomas E. Nichols e Hans Knutsson, "Cluster Failure: Why fMRI Inferences for Spatial Extent Have Inflated False-Positive Rates", *PNAS*, Washington, v. 113, n. 28, pp. 7900-5, maio 2016. Disponível

em: <www.pnas.org/doi/full/10.1073/pnas.1602413113>. Acesso em: 14 abr. 2025.

7. David Healy e Dee Mangin, "Post-SSRI Sexual Disfunction: Barriers to Identifying Incidence and Prevalence", *Epidemiology and Psychiatric Sciences*, Cambridge, v. 33, pp. 1-5, set. 2024. Disponível em: <pubmed.ncbi.nlm.nih.gov/39289881>. Acesso em: 14 abr. 2025.

8. Andrea Cipriani et. Al. "Comparative Efficacy and Tolerability of Antidepressants for Major Depressive Disorder in Children and Adolescents: A Network Meta-Analysis", *The Lancet*, Londres, v. 388, n. 10047, pp. 881-90, 27 ago. 2016. Disponível em: <www.thelancet.com/journals/lancet/article/PIIS0140-6736(16)30385-3/abstract>. Acesso em: 14 abr. 2025; Id. "Comparative Efficacy and Acceptability of Antidepressant Drugs for the Acute Treatment of Adults with Major Depressive Disorder: a Systematic Review and Network Meta-Analysis", *The Lancet*, Londres, v. 391, pp. 1357-66, 21 fev. 2018. Disponível em: <www.thelancet.com/pdfs/journals/lancet/PIIS0140-6736(17)32802-7.pdf>. Acesso em: 14 abr. 2025.

9. Irving Kirsch, "Antidepressants and the Placebo Effect", *Zeitschrift für Psychologie*, Landau, v. 222, n. 3, pp. 128-34, 2014. Disponível em: <www.ncbi.nlm.nih.gov/pmc/articles/PMC4172306/>. Acesso em: 14 abr. 2025. Ver também aula de mesmo título e autor no YouTube: <www.youtube.com/watch?v=d9EB6XAkk7w>. Acesso em: 14 abr. 2025; M. J. Burke, "A Fundamental Change Is Needed for Appraising Placebo Responses in Psychiatry". *Lancet Psychiatry*, Londres, v. 10, n. 5, pp. 316-7, 2023. Disponível em: <www.thelancet.com/journals/lanpsy/article/PIIS2215-0366(23)00068-8/fulltext>. Acesso em: 23 abr. 2025.

10. Estudos de associações cerebrais que podem ser reproduzidas requerem milhares de indivíduos. Estudo de Scott Marek et al., "Reproducible Brain-Wide Association Require Thousands of Individuals", diz, por exemplo: "Na realidade, o objetivo que parecia plausível de identificar populações homogêneas para tratamento e pesquisa resultou em categorias diagnósticas restritas que não captavam a realidade, a heterogeneidade de sintomas no interior dos transtornos, e compartilhamento significativo de sintomas entre múltiplos transtornos" (tradução minha). Ou ainda: se você quiser saber por que uma pessoa está deprimida, não precisa de um vasto consórcio internacional. Precisa apenas fazer quatro coisas:

• ganhar sua confiança (que não pode ser obtida numa consulta de quinze minutos);

• perguntar delicadamente por que ela está deprimida (a pergunta deve ser feita com delicadeza e respeito, pois qualquer coisa que pareça brusca ou "terceirizada" poderá ser encarada como ameaça e levar a respostas defensivas. Perguntas delicadas sobre assuntos profundamente pessoais e íntimos não podem ser feitas em quinze minutos);

- calar a boca e escutar (o que também leva mais de quinze minutos);
- nunca dizer nem dar a entender que ela está errada e que a real razão para a depressão é uma doença como um diabetes, o qual requer tratamento "contínuo" com drogas que alteram o humor e que, por falar nisso, trazem na bula advertências quanto a suicídios.

E segue dizendo: "E se você seguir esses procedimentos simples, respeitosos, de validação, prepare-se para ouvir uma ampla gama de respostas, porque as pessoas se desanimam por uma grande variedade de razões, por exemplo, luto, perda de emprego, más condições de habitação, terem sido vítimas de crimes, discriminação, estupro, histórias de traição, doença crônica, doença terminal, oportunidades perdidas, sensação generalizada de falta de objetivo, ninho vazio, abandono por um parceiro, fracasso educacional, abuso físico/sexual/emocional, sensação generalizada de pouco valor, fracasso no trabalho, risco de ser processado, sensação de isolamento, medo de envelhecer etc. etc.".

E aqui uma curiosidade sobre as relações com a indústria. Essa parte parece tão absurda quanto as mentiras em segundo grau de Hitler. É tão despropositada que a verdade desaparece. Como negar *conflitos de interesse* com este texto: "Os autores declaram que não têm nenhum conflito de interesses; Jair Soares participou de pesquisa subsidiada pela Forest, Merck, BMS, GSK e foi palestrante para Pfizer e Abbott. Andrew McIntosh recebeu auxílio da Lilly, Janssen, Pfizer e Saccade Diagnostics. Carsten Konrad recebeu pagamentos por um programa educacional da Aristo Pharma, Janssen-Csilag, Lilly, MagVenture, Servier e Trommsdorff, bem como auxílio-viagem e honorários como palestrante da Janssen, Lundbeck e Servier. Theo G. M. van Erp foi consultor da Roche Pharmaceuticals Ltd. e tem um contrato com Otsuka Phamaceutical Co., Ltd. (OPCJ). Knut Schnell foi consultor da Roche Pharmaceuticals e Servier Pharmaceuticals. Henrik Walter recebeu honorários como palestrante da Servier, 9987".

11. Eric Turner et al., "Selective Publication of Antidepressant Trials and its Influence on Apparent Efficacy", *The New England Journal of Medicine*, Waltham, v. 358, n. 3, pp. 252-60, 2008.

12. Ian Hacking, "Lost in the Forest", *London Review of Books*, Londres, v. 35, n. 15, pp. 7-8, 8 ago. 2013. Disponível em: <www.lrb.co.uk/the-paper/v35/n15/ian-hacking/lost-in-the-forest>. Acesso em: 14 abr. 2025; Sara Campolonghi e Luisa Ortù, "Psychiatry as a Medical Discipline: Epistemological and Theoretical Issues", *Journal of Theoretical and Philosophical*

Psychology, Washington, v. 44, n. 4, pp. 300-11, 2023. Disponível em: <doi.org/10.1037/te00000256>. Acesso em: 14 abr. 2025.

13. Ver *American Psychiatric Association: DSM-5 — Manual diagnóstico e estatístico de transtornos mentais* (Porto Alegre: Artmed, 2014).

14. Alexandre Scanff et al., "A Survey of Biomedical Journals to Detect Editorial Bias and Nepotistic Behaviour", *PLOS Biology*, San Francisco, v. 20, n. 1, e3001133, 23 nov. 2021; Leonardo M. Siena et al., "Industry Involvement and Transparency in the Most Cited Clinical Trials, 2019-2022", *JAMA Network Open*, Chicago, v. 6, n. 11, e2343425, 14 nov. 2023; Alastair Matheson, "Ghostwriting: The Importance of Definition and its Place in Contemporary Drug Marketing", *British Medical Journal*, Londres, v. 354, 30 ago. 2016. Disponível em: <www.bmj.com/content/354/bmj.i4578>. Acesso em: 14 abr. 2025; Aaron P. Mitchel et al., "Are Financial Payments from the Pharmaceutical Industry Associated with Physician Prescribing? A Systematic Review", *Annals of Internal Medicine*, Filadélfia, v. 174, n. 3, pp. 353-61, mar. 2021; Eric G. Campbell, Joel S. Weismann e Susn Ehringhaus, "Institutional Academic-Industry Relationships", *JAMA*, Chicago, v. 298, n. 15, pp. 1779-86, 17 out. 2017. Disponível em: <jamanetwork.com/journals/jama/fullarticle/209192>. Acesso em: 14 abr. 2025; Ray Moynihan, Iona Health e David Henry, "Selling Sickness: The Pharmaceutical Industry and Disease Mongering", *BMJ*, Londres, v. 324, n. 7342, pp. 886-91, 13 abr. 2002. Disponível em: <www.ncbi.nlm.nih.gov/pmc/articles/PMC1122833>. Acesso em: 14 abr. 2025; Roni Jacobson, "Many Antidepressant Studies Found Tainted by Pharma Company Influence", *Scientific American*, Nova York, 21 out. 2015. Disponível em: <www.scientificamerican.com/article/many-antidepressant-studies-found-tainted-by-pharma-company-influence>. Acesso em: 14 abr. 2025.

15. Ian Hacking, *Mad Travelers: Reflections on the Reality of Transient Mental*. Cambridge: Harvard University Press, 1998, p. 8.

16. Ibid., p. 10.

17. Hannah S. Decker, "How Kraepelinian was Kraepelin? How Kraepelinian are the neo-Kraepelinians? From Emil Kraepelin to DSM-III", *History of Psychiatry*, Los Angeles, Londres, Nova Déli e Singapura, v. 18, n. 3, pp. 33-360, 2007. Disponível em: <web.archive.org/web/20131029211818/http://peer.ccsd.cnrs.fr/docs/00/57/08/96/PDF/PEER_stage2_10.1177/0957154X07078976.pdf>. Acesso em: 14 abr. 2025.

18. W. Griesinger, *Mental Pathology and Therapeutics*. Londres: The New Sydenham Society, 1867.

19. Christopher Lane, *Shyness*.

20. Michel Foucault, *O nascimento da clínica*. Rio de Janeiro: Forense-Universitária, 1977, pp. 6-7.

21. Ibid.
22. Francesco Recchia et al., "Comparative Effectiveness of Exercise, Antidepressants and their Combination in Treating Non-Severe Depression: A Systematic Review and Network Meta-Analysis of Randomized Controlled Trials", *British Journal of Sports Medicine*, Londres, v. 56, n. 23, pp. 1375-80, set. 2022.
23. David Healy, "Antidepressants and Sexual Dysfunction: A History", *Journal of the Royal Society of Medicine*, Londres, v. 113, n. 4, pp. 133-5, abr. 2020. Disponível em: <www.rsm.ac.uk/media-releases/2020/doctors-urged-to-recognise-post-antidepressant-sexual-dysfunction>. Acesso em: 14 abr. 2025.
24. Miguel Garcia-Argibay, Paul-Christian Bürkner, Paul Lichtenstein et al., "Methylphenidate and Short-Term Cardiovascular Risk", *JAMA Network Open*, Chicago, v. 7, n. 3, e241349, 6 mar. 2024. Disponível em: <jamanetwork.com/journals/jamanetworkopen/fullarticle/2815765#:~:text=Individuals%20treated%20with%20methylphenidate%20had,HDI%2C%201.02%2D1.37)>. Acesso em: 14 abr. 2025.
25. Cliodhna O'Connor et al., "How Does Psychiatric Diagnosis Affect Young People's Self-Concept and Social Identity? A Systematic Review and Synthesis of the Qualitative Literature", *Social Science and Medicine*, Londres, v. 212, n. 10, pp. 94-119, set. 2018.
26. Isaac L. Ahuvia et al., "Depression Self-Labeling in U.S. College Students: Association with Perceived Control and Coping Strategies", *Journal of Affective Disorders*, Amsterdam, v. 351, pp. 202-10, 15 abr. 2024. Disponível em: <www.sciencedirect.com/science/article/abs/pii/S0165032724002489>. Acesso em: 14 abr. 2025.
27. Ibid.
28. Joanna Moncrieff et al., "The Serotonin Theory of Depression: A Systematic Umbrella Review of the Evidence", *Molecular Psychiatry*, Londres, v. 28, n. 8, pp. 1-14, jul. 2022.
29. A Ritalina, por exemplo, surgiu e foi alardeada durante muitos anos como um antidepressivo.
30. Alan Schwartz, "The Selling of Attention Deficit Disorder", *The New York Times*, Nova York, 14 dez. 2013. Disponível em: <www.nytimes.com/2013/12/15/health/the-selling-of-attention-deficit-disorder.html>. Acesso em: 14 abr. 2025; Allen J. Frances, "How Parents Can Protect Kids from the ADHD Epidemic", *Psychology Today*, Nova York, 11 fev. 2014. <www.psychologytoday.com/intl/blog/saving-normal/201402/how-parents-can-protect-kids-the-adhd-epidemic>. Acesso em: 14 abr. 2025.
31. Le Zhang et al., "Attention-Deficit/Hyperactivity Disorder Medications and Long-Term Risk of Cardiovascular Diseases".

32. Sanne te Meerman, Justin E. Freedman e Laura Batstra, "ADHD and Reification: Four Ways a Psychiatric Construct Is Portrayed as a Disease", *Frontiers in Psychiatry*, Basileia, v. 13, n. 1055328, 2022. Disponível em: <doi.org/10.3389/fpsyt.2022.1055328>. Acesso em: 14 abr. 2025.

33. Estelle Dumas-Mallet e François Gonon, "Messaging in Biological Psychiatry: Misrepresentations, their Causes, and Potential Consequences", *Harvard Review of Psychiatry*, Boston, v. 28, n. 6, pp. 395-403, nov.-dez. 2020. Disponível em: <pmc.ncbi.nlm.nih.gov/articles/PMC 7647424>. Acesso em: 14 abr. 2025.

34. Caleb Gardner e Arthur Kleinman, "Medicine and the Mind: The Consequences of Psychiatry's Identity Crisis", *New England Journal of Medicine*, v. 381, n. 18, pp. 197-9, 31 out. 2019. Disponível em: <www.nejm.org/doi/abs/10.1056/NEJMp1910603>. Acesso em: 14 abr. 2025.

35. Uma reportagem recente publicada no *New York Times* dá conta de uma empresa de hospitais norte-americana com ações na bolsa de valores, 5 mil leitos psiquiátricos com internações forçadas sistemáticas, relatos de estupros e outras formas de violência. Jessica Silver-Greenberg e Katie Thomas, "How a Leading Chain of Psychiatric Hospitals Traps Patients", *The New York Times*, Nova York, 1 set. 2024. Disponível em: <www.nytimes.com/2024/09/01/business/acadia-psychiatricpatients-trapped.html?smid=nytcore-ios-share&referringSource=articleShare&sgrp=c-cb&ngrp=mnp&pvid=7192D30E-D29C-4D74-A320-396EFC00D55E>. Acesso em: 14 abr. 2025.

Parte IV: A paixão pela mentira
A mentira na política: Um recorte histórico [pp. 180-1]

1. Trecho inspirado em Jacques Derrida, "Uma história da mentira", conferência feita pelo autor no Auditório do Museu de Arte de São Paulo (Masp), em 4 de dezembro de 1995. O evento foi organizado pelo Núcleo de Pesquisa Brasil-França (Nupebraf) do Instituto de Estudos Avançados da Universidade de São Paulo, Departamento de Filosofia da FFLCH-USP, e pela Pontifícia Universidade Católica de São Paulo (PUC-SP), com o apoio da *Folha de S.Paulo*. Trad. de Jean Briant; preparação de Hermínia Antonia G. Bernardini; revisão de Leyla Perrone-Moisés. O original em francês — "Histoire du mensonge: Prolégomènes" — encontra-se à disposição do leitor no IEA-USP para eventual consulta.

2. Filósofo francês de origem russa, escreveu sobre a história e a filosofia da ciência. A epígrafe, de tradução minha, aparece em "Réflexions sur le mensonge" [Reflexões sobre a mentira], texto publicado em *Renaissance*, revista da École Libre des Hautes Études, em 1945.

Fascistas em análise? [pp. 182-90]

1. Thomas Mann, "A Brother" [1938], em *Order of the Day: Political Essays and Speeches of Two Decades*. Nova York: Knopf, 1942, pp. 153-61. (Tradução minha.) Laurence Kahn, *What Nazism Did to Psycoanalysis*, p. 19. (Tradução minha.)
2. Id., "Bruder Hitler" [1939], em *Gesammelte Werke in XIII Bänden*, v. XII. Frankfurt am Main: Fischer, 1974, pp. 845-52. Citado em Laurence Kahn, *What Nazism Did to Psycoanalysis*, p. 19. (Tradução minha.)
3. Sigmund Freud, *Moisés, seu povo e o monoteísmo, Compêndio de psicanálise e outros textos (1937-1939)*, em *Obras completas*, v. 19. São Paulo: Companhia das Letras, 2018, pp. 78-9.
4. Max Horkheimer, *The Lessons of Fascism*. Illinois: Urbana, 1950, p. 230. Traduzido por Martin Jay em *A imaginação dialética* (Rio de Janeiro: Contraponto, 2016), p. 304.
5. Fethi Benslama, "L'avenir de la ségrégation", *Cliniques Méditerranéennes*, Ramonville-Saint-Agne, v. 94, n. 2, pp. 9-20, 2016.
6. Jacques Lacan, *O seminário, livro 7: A ética da psicanálise*, p. 19.

Apêndice
Psicose, perversão, neurose, histeria e obsessão [pp. 193-202]

1. Sigmund Freud, *Sexualidade feminina* (1931), *Obras psicológicas completas de Sigmund Freud*, v. 21, pp. 233-51.
2. Jacques Lacan, "O aturdido", em *Outros escritos*.
3. Sigmund Freud, "A histeria", em *Obras psicológicas completas de Sigmund Freud*, v. I, p. 310. Rascunho Kr, anexo à carta 39 para Wilhelm Fliess.
4. Id., *Sexualidade feminina* (1931), em *Obras psicológicas completas de Sigmund Freud*, v. 21, pp. 239-54.

Referências bibliográficas

ADORNO, Theodor W. *Estudos sobre a personalidade autoritária*. Trad. de Virgínia Helena Ferreira da Costa, Francisco Lopez Toledo Correa e Carlos Henrique Pissardo. São Paulo: Unesp, 2019.

_____. *The Authoritarian Personality*. Londres: Verso, 2019.

ALBRIGHT, Madeleine. *Fascismo: Um alerta*. Trad. de Jaime Biaggio. São Paulo: Crítica, 2018.

ARENDT, Hannah. *Origens do totalitarismo*. Trad. de Roberto Raposo. São Paulo: Companhia das Letras, 2013.

BEER, Paulo. *Verdade e sofrimento: Psicanálise, ciência e a produção de sintomas*. São Paulo: Perspectiva, 2023.

CALLIGARIS, Contardo. *O grupo e o mal: Estudo sobre a perversão social*. São Paulo: Fósforo, 2022.

DANTO, Elizabeth Ann. *Freud's Free Clinics: Psychoanalysis & Social Justice, 1918-1938*. Nova York: Columbia University Press, 2005.

DELBO, Charlotte. *Auschwitz e depois*. Trad. de Monica Stahel. São Paulo: Carambaia, 2021.

DOLTO, Françoise. "Prefácio". In: MANNONI, Maud. *A primeira entrevista em psicanálise*. Trad. de Roberto Cortes de Lacerda. Rio de Janeiro: Elsevier, 2004.

ECO, Umberto. *O fascismo eterno*. Trad. de Eliana Aguiar. Rio de Janeiro: Record, 2018.

EDMUNDSON, Mark. *The Death of Sigmund Freud: The Legacy of His Last Days*. Nova York: Bloomsbury, 2008.

FINCHELSTEIN, Federico. *Uma breve história das mentiras fascistas*. Trad. de Mauro Pinheiro. Belo Horizonte: Autêntica, 2020.

_____. *Fascist Mythologies*. Nova York: Columbia University Press, 2022.

FINK, Bruce. *Introdução clínica à psicanálise lacaniana*. Trad. de Vera Ribeiro. Rio de Janeiro: Zahar, 2018.

FREUD, Sigmund. *A correspondência completa de Sigmund Freud para Wilhelm Fliess*. Org. de Masson Jeffrey Moussaieff. Trad. de Vera Ribeiro. Rio de Janeiro: Imago, 1986.

_____. *Psicologia das massas e análise do eu*. Porto Alegre: L&PM, 2013.

GILLIGAN, James; RICHARDS, David. *Holding Up a Mirror to Nature: Shame, Guilt and Violence in Shakespeare*. Cambridge: Cambridge University Press, 2022.

HADDAD, Gérard. *Psicoanálisis del fanatismo*. Buenos Aires: Mandrágorazur, 2022.

JESI, Furio. *Cultura de direita*. Trad. de Davi Pessoa. Belo Horizonte: Âyiné, 2021.

KAHN, Laurence. *What Nazism Did to Psychoanalysis*. Nova York: Routledge, 2023.

KERSHAW, Ian. *Hitler*. Trad. de Pedro Maia Soares. São Paulo: Companhia das Letras, 2010.

KERTÉSZ, Imre. *A língua exilada*. Trad. de Paulo Schiller. São Paulo: Companhia das Letras, 2004.

LACAN, Jacques. *Télévision*. Paris: Seuil, 1974.

_____. *Escritos*. Trad. de Vera Ribeiro. Rio de Janeiro: Zahar, 1998.

_____. *Outros escritos*. Trad. de Vera Ribeiro. Rio de Janeiro: Zahar, 2003.

_____. *O seminário, livro 7: A ética da psicanálise*. Rio de Janeiro: Zahar, 2008.

_____. *O seminário, livro 11: Os quatro conceitos fundamentais da psicanálise*. Rio de Janeiro: Zahar, 2008.

LANE, Christopher. *Shyness: How Normal Behavior Became Sickness*. New Haven: Yale University Press, 2007.

LÉVI-STRAUSS, Claude. *Estruturas elementares do parentesco*. Trad. de Mariano Ferreira. Petrópolis: Vozes, 2012.

_____. *Antropologia estrutural*. Trad. de Beatriz Perrone-Moisés. São Paulo: Ubu, 2017.

LEVITSKY, Steven; ZIBLATT, Daniel. *Como as democracias morrem*. Trad. de Renato Aguiar. Rio de Janeiro: Zahar, 2018.

MACIEL, Maria Esther. *Essa coisa viva*. São Paulo: Todavia, 2024.

MURGIA, Michela. *Instruções para se tornar um fascista*. Trad. de Julia Scamparini. Belo Horizonte: Âyiné, 2021.

PIRES, Paulo Roberto. "A mentira acima de todos". *Quatro cinco um*, São Paulo, n. 33, maio 2020.

ROSA, Miriam Debieux. *Histórias que não se contam*. Taubaté: Cabral, 2000.

ROSS, German Arce. *Inceste dans la famille occidentale*. Paris: Huit Interieur, 2022.

ROSSET, Clément. *Le reél et son double*. Paris: Gallimard, 1984.

SCHILLER, Paulo. *A vertigem da imortalidade: Segredos, doenças*. São Paulo: Companhia das Letras, 2000.

SCHOLEM, Gershom. *Sabbatai Sevi, the Mystical Messiah*. Princeton: Princeton University Press, 2016.

SCULL, Andrew. *Desperate Remedies*. Boston: Harvard University Press, 2022.

SHORTER, Edward. *A History of Psychiatry*. Nova Jersey: Wiley, 2003.

SNYDER, Timothy. *Na contramão da liberdade: A guinada autoritária nas democracias contemporâneas*. Trad. de Berilo Vargas. São Paulo: Companhia das Letras, 2018.

STEINER, Georges. *Antigones*. Oxford: Clarendon, 1986.

TISSERON, Serge. *Tintin et les secrets de famille*. Paris: Aubier, 1992.

TRAVERSO, Enzo. *As novas faces do fascismo: Populismo e a extrema direita*. Belo Horizonte: Âyiné, 2021.

ULLRICH, Volker. *Adolf Hitler: Os anos de ascensão, 1889-1939*. Trad. de Renate Müller, Karina Janini, Petê Rissatti e Simone Pereira. São Paulo: Amarilys, 2015.

VÁRIOS AUTORES. *Dialogue: Secrets de famille: dits, non-dits, émotions*. Le Kremlin-Bicêtre: Érès, 1998.

VIAUX, Jean Luc. *Les incestes: Clinique d'un crime contre l'humanisation*. Toulouse: Érès, 2022.

© Paulo Schiller, 2025

Todos os direitos desta edição reservados à Todavia.

Grafia atualizada segundo o Acordo Ortográfico da Língua Portuguesa de 1990, que entrou em vigor no Brasil em 2009.

capa
Bloco Gráfico
obra de capa
Guga Szabzon
preparação
Márcia Copola
revisão
Jane Pessoa
Érika Nogueira Vieira

Dados Internacionais de Catalogação na Publicação (CIP)

Schiller, Paulo (1952-)
A paixão pela mentira : A família e as tiranias / Paulo Schiller. — 1. ed. — São Paulo : Todavia, 2025.

ISBN 978-65-5692-852-4

1. Literatura brasileira. 2. Ensaio. 3. Política – Brasil – aspectos psicológicos. 4. Bolsonarismo. I. Título.

CDD B869.4

Índice para catálogo sistemático:
1. Literatura brasileira : Ensaio B869.4

Bruna Heller — Bibliotecária — CRB-10/2348

todavia
Rua Fidalga, 826
05432.000 São Paulo SP
T. 55 11 3094 0500
www.todavialivros.com.br

fonte
Register*
papel
Pólen natural 80 g/m²
impressão
Geográfica

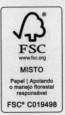